U0391965

「十三五」国家重点图书　国医大师文丛

国医大师 孙光荣 论中医养生

主审　孙光荣

主编　何清湖　孙贵香

副主编　叶培汉　王丹

编委（按姓氏笔画为序）

王丹　厉佳俊　叶培汉　向岁　刘伟

刘琦　刘向华　刘应科　刘春华　刘倩倩

孙玉冰　孙相如　孙贵香　孙豪娴　苏建斌

杨玉芳　肖丹　吴英萍　何清湖　张婷

张冀东　陈思　林伟弟　迪亚拉　姜广

姜丽娟　姜佳呈　贾小强　贾维丽　夏帅帅

梁东辉　薛武更　魏一苇

倪佳　高群　曹柏龙　龚兆红　崔春晖

人民卫生出版社

图书在版编目（CIP）数据

国医大师孙光荣论中医养生 / 何清湖，孙贵香主编.
—— 北京：人民卫生出版社，2018
ISBN 978-7-117-25921-7

Ⅰ.①国… Ⅱ.①何… ②孙… Ⅲ.①养生（中医）–
基本知识 Ⅳ.①R212

中国版本图书馆 CIP 数据核字（2018）第 014139 号

| 人卫智网 | www.ipmph.com | 医学教育、学术、考试、健康，购书智慧智能综合服务平台 |
| 人卫官网 | www.pmph.com | 人卫官方资讯发布平台 |

国医大师孙光荣论中医养生

主　　编：何清湖　孙贵香
出版发行：人民卫生出版社（中继线 010-59780011）
地　　址：北京市朝阳区潘家园南里 19 号
邮　　编：100021
E - mail：pmph @ pmph.com
购书热线：010-59787592　010-59787584　010-65264830
印　　刷：北京铭成印刷有限公司
经　　销：新华书店
开　　本：710×1000　1/16　印张：11　插页：2
字　　数：169 千字
版　　次：2018 年 3 月第 1 版　2021 年 4 月第 1 版第 2 次印刷
标准书号：ISBN 978-7-117-25921-7/R·25922
定　　价：38.00 元

打击盗版举报电话：010-59787491　E-mail：WQ @ pmph.com
（凡属印装质量问题请与本社市场营销中心联系退换）

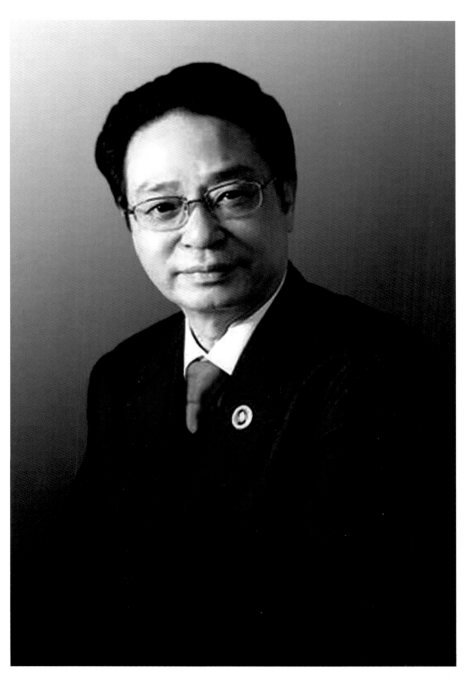

国医大师　孙光荣

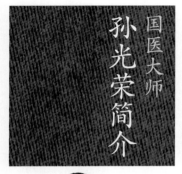

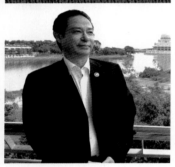

孙光荣，男，1940 年 11 月生，湖南浏阳人，祖籍安徽庐江，字知真，号天剑。第二届"国医大师"，教授，研究员，主任医师，是我国著名中医临床学家和文献学家，享受国务院政府特殊津贴的有突出贡献专家。1958 年至今从事中医临床 60 载。原任湖南省中医药研究院文献信息研究所所长，政协湖南省委员会常委。现任北京中医药大学中医药文化研究院院长、世中联（北京）远程教育科技发展中心主席；受聘国家中医药管理局中医药改革发展专家咨询委员会委员、中医药文化建设与科学普及专家委员会委员、中医药继续教育委员会委员；中华中医药学会学术委员会副主任委员、常务理事、中医药文化分会学术顾问、继续教育分会第一届主任委员；全国优秀中医临床人才研修项目培训班班主任；第五批全国老中医药专家学术经验继承工作指导老师，第四批北京市级老中医药专家学术经验继承工作指导老师，全国名老中医药专家传承工作室建设专家，北京市第四批师承双百工程——孙光荣老中医中医社区服务示范点指导专家，北京中医药大学共建中西医结合三级医院和平里医院名老中医工作室建设专家，北京同仁堂中医大师工作室顾问。他主持和参与国家级及省部级等各类课题 10 余项，出版独著 / 合著学术著作 20 多部，发表论文 150 余篇。先后获得国家中医药管理局中医药科技进步奖二等奖 1 项，中华中医药学会科技进步奖二等奖 1 项，省级科技进步奖一等奖 1 项，新中国成立 60 周年全国中医药科普图书著作奖一等奖 1 项。

孙老幼承庭训，继拜名师，深研经典，博采众长，德业双馨。①临床上，倡"中和"学术思想，融合丹溪、东垣两家之长，形成了"调气血、平升降、衡出入"的诊疗思想，创造经方化裁应用模式，形成孙光荣系列经验方。其"安神定志汤"已提供给"神十"航天员。②在文献研究方面，他发掘了《中藏经》脏腑辨证八纲，著有《中藏经校注》《中藏经语译》《中国历代名医名术》等重要著作。③在中医药文化研究方面，提炼了"以人为本、效法自然、和谐平衡、济世活人"的核心理念及"德业双修、精诚专一、淡泊名利、大医精诚"的行为准则。④在中医养生保健方面，提出了"合则安"的养生总则，"上善、中和、下畅"的养生要诀及"是非审之于己，毁誉听之于人，得失安之于数"的养心要领。⑤在中医药教育、科研方面，他研究、创立中医药现代远程教育的模式、课件研制大纲；提出中医药继续教育是构建中医药终身教育体系的主体，是适合行业需求的主要教育方式，其重心是培养中医药合格人才，关键是要培养新一代名中医，而"读经典、多临床、跟名师"是重要的传承方法；"十五"以来，他还承担并完成了国家科技攻关和支撑计划项目"名老中医学术思想、经验传承研究"的综合信息库和典型医案研究课题，执行主编了《当代名老中医典型医案集》，主导了"名老中医综合信息库"研究。

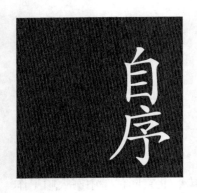

自序

　　党的十九大报告向全国、全世界宣告：中华人民共和国要实施"健康中国"战略，要"坚持中西医并重，传承发展中医药事业"。充分体现了以习近平同志为核心的党中央对发展中医药事业的高度重视，鲜明标示了习近平新时代中国特色社会主义思想指引着我们中医人走进新时代、走上新征程、走出新气象、走向新辉煌！

　　随着习近平总书记关于发展中医药事业系列重要讲话的发表、全国卫生与健康大会的胜利召开、《中华人民共和国中医药法》的颁布实施、《中医药发展战略规划纲要（2016—2030年）》和《中国的中医药》白皮书的正式发布、国务院中医药工作部际联席会议制度的确立等，中医药事业振兴发展纳入了国家战略，"迎来了天时、地利、人和的大好时机"。

　　深入学习贯彻党的十九大精神，准确把握我国社会主要矛盾的变化对中医药提出的新要求、新任务，充分"继承好、发展好、利用好"中医药"独特的卫生资源、潜力巨大的经济资源、具有原创优势的科技资源、优秀的文化资源、重要的生态资源"，抓住这一大好时机，大力发展中医药健康服务，助力健康中国战略实施，增进人民健康福祉，就是我们中医人进入新时代的历史使命、事业责任和本职担当。

　　国医大师孙光荣是我的老师，先生30年前教我：人生当"立德，立功，立言"；学者当"行万里路，读万卷书"；做学问，要有"一树多果"的思维与方法。孙老师在中医临床、教育、科研、文化、养生等学术领域和中医药事业发展中求索奉献已历一甲子，他们这老一辈中医人不仅术业有专攻，而且全心全意、虚怀若谷、艰苦奋斗地致力于中医药事业拓展，努力推动中医药学术进步、大力培养中医药人才，毕其一生之心力践行大医精诚的中医核心价值，这种赤子之心和奉献精神真是值得我们一代又一代中医人向老一辈中医人学习和继承。

继承和创新中医药学，是摆在所有中医人面前的重要事业命题。《国医大师孙光荣论中医养生》一书的主要思路来自于 2016 年 11 月在湖南长沙召开的中华中医药学会首届全国中医治未病学术会议暨治未病分会成立会议上孙老的主题报告"遵循治未病思想，创建养生十诀"。在会上，我也很荣幸担任了治未病分会主任委员。此书以此主题报告为纲目，参阅孙老平时的相关论文、讲话、著作、交流及其临床经验，由国医大师孙光荣湖南传承工作室的全体成员为主体整理而成。全书体现继承与创新的特点，不仅详细阐述孙老独树一帜的"中和"医学学术思想，同时呈现脉络清晰的历代医家中医养生及治未病学术思想，并进一步结合当今预防医学领域相关知识内容进行了详尽的阐发，最后用孙老个人实践研究的理、法、方、药为养生提供了可用、可靠的研究思路与具体方法，既有指导养生的"形上之道"，亦有养生实践性强的"形下之器"，做到能上接天线、下接地气，能前承余韵、后启新声，希望成为中医养生领域正本清源、弘扬正道之作。

　　习近平总书记指出"中医药学包含着中华民族几千年的健康养生理念及其实践经验"，是"祖先留给我们的宝贵财富"，是"打开中华文明宝库的钥匙"。在人们健康诉求、养生诉求、预防诉求不断提升的今天，中医药这一独特的学科知识日益闪现着夺目的光辉。中医药"要在治未病中发挥主导作用，坚持预防为主，实施中医治未病健康工程"，就是基于"未来人民群众不但要求看得上病、看得好病，更希望不得病、少得病"的这一美好愿景的追求，而促成这一愿景的实现，中医药学必定大有可为。《国医大师孙光荣论中医养生》的编著，我们也希望能对中医药事业继承与创新做出学术示范，为中医药学能进一步在健康领域发挥所长提供专业的思路、技术与方法，做到集思想性、学术性、实践性为一体，除了有利于指导百姓大众养生以外，也能为中医同仁治未病理论研究与实践提供借鉴。

　　中华民族伟大复兴的"中国梦"引领中华文化繁荣发展，经济新常态拓展健康市场的发展空间，大健康理念促进卫生与健康模式的改革与发展，中医药事业振兴发展需要我们中医人团结进取、奋发有为、甘于奉献。我希望并深信：在习近平新时代中国特色社会主义思想指引下，中医药事业发展一定能够创造出更加美好的明天。

湖南中医药大学副校长
中华中医药学会治未病分会主任委员　何清湖

二〇一八年一月

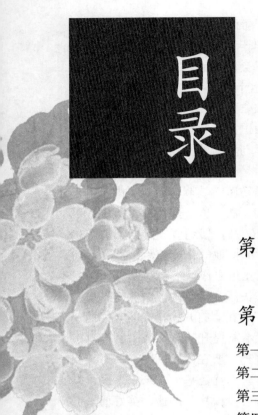

目录

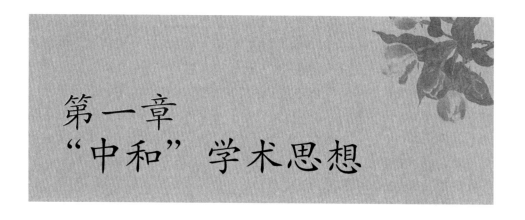

第一章
"中和"学术思想

　　孙光荣在临床上，融合丹溪、东垣两家之长，旁参百家，强调"调气血、平升降、衡出入"，倡"中和"学术思想。"中和"贯穿于孙老的临证观、未病观与养生观。

一、临证观

　　孙光荣认为，临证之辨证论治可以标准化的六步程式一以贯之：一是四诊审证，乃打开病锁之钥，是以四诊全面搜集临床证据，是中医临证的第一步，也是充分调动感官客观感知病情的关键一步；二是审证求因，乃扣推病门之枢，是探求疾病背后真因的一步，更是对四诊结果展开验证和推动辨证的一步；三是求因明机，乃知向疗病之径，通过四诊的诊察及病因的推求，在此基础上要完成对于疾病发生机理及疾病转归阶段的把握，才能够进一步确立治疗方法；四是明机立法，乃由知入行之纽，治法是建立在病机明确基础上的总治疗方案的指导思想，也是指导处方用药的理论依据；五是立法组方，乃诊疗疾病之舟，是整个辨证论治思维过程最终形成结果的关键一步，是完成论治、形成解决方案的思维结晶，更凝聚了辨证论治全过程的心魂；六是组方用药，乃诊疗疾病之舵，依据客观实情对所用原方进行精细化、合理化的化裁，是辨证论治收尾的最后一步，往往能决定整首处方的转归乃至疗效，孙光荣教授一向在临证过程中有着"心中有大法、笔下无死方"之原则，也正是这画龙点睛一步的真实写照。

"中和思想"→"中和辨证"→"中和组方"是孙光荣临床辨治的学术系统。孙光荣指出，这一体系的关键是认同"中和思想"为临证之指导思想，把握"中和辨证"的元素与要领，运用"中和组方"的思路与方法。

1. 中和思想　"中和"思想是中国传统文化中颇具特征性的哲学思想，它贯穿于对宇宙和人事的认识中。《礼记·中庸》把"中"与"和"结合起来，提出了"中和"这一概念，并沿用至今。"中"是围绕着"不偏不倚""无过不及"的事物最佳结构，"和"则侧重于由这种"中"的最佳结构而来的事物要素间与事物和事物之间所形成的一种协调和谐关系和状态。简言之，"中"即把握事物的"度"；"和"即使事物达到协调统一的状态。

中医学在两千多年的发展历程中，始终重视"中和"思想，并运用其指导医学理论和医疗实践。在中医学中，"中和思想"，是融入儒家"贵中尚和"理念的中医临证指导思想，在中医学的诸多方面均有体现，如天人一体观、生理观、病理观、诊断观、治疗观、养生观等。

孙光荣倡行的"中和"学术思想认为："中和是机体阴阳平衡稳态的基本态势，中和是中医临床遣方用药诊疗所追求的最高佳境。"如果说"阴阳平衡"是机体稳态的哲学层面的概念，那么"中和"就是人体健康的精气神稳态的具体描述。"中和"更能在人体气血层面和心理层面阐释机体的生理、病理。基于此，孙光荣提出其临床学术观点是：扶正祛邪益中和、存正抑邪助中和、护正防邪固中和。临床基本原则是：慈悲为本、仁爱为先、一视同仁、中和乃根。临床思辨特点是：调气血、平升降、衡出入、达中和。

孙光荣强调，临床要做到"四善于"：善于调气血，善于平升降，善于衡出入，善于致中和。升降出入，是气机的基本形式，"升降出入，无器不有"，"出入废则神机化灭，升降息则气立孤危。故非出入则无以生长壮老已，非升降则无以生长化收藏"（《素问·六微旨大论》）。孙光荣认为，临床无论以何种方法辨证论治，都离不开阴阳这一总纲。临证用药，不论寒热温凉、酸苦甘辛咸，还是升降沉浮、补泻散收，不论脏腑归经，还是七情配伍，同样离不开阴阳之宗旨。而阴阳具体到人体，就是"气血"。"人之所有者，血与气耳"（《素问·调经论》），机体离不开气血平衡的稳态——"中和"。孙光荣指出，如果说中华文化的灵魂是"和"，中医医德的核心价值就是"仁"，中医医术的最高水平就是"调"，中医疗效的终极指标就是"平"。"调"，就是要调阴阳、调气血、调升降出入、消长机转。调到什么程度？

要调到平衡、调到"中和"。即"调气血、平升降、衡出入"的目的是"致中和"。孙光荣辨证遣方选药，总是以"谨察阴阳所在而调之，以平为期"，审诊疗之中和，致机体之中和。

要而言之，中和思想的主旨是：辨识其偏盛偏衰，矫正至其中；察知其太过不及，燮理达其和。中和思想的主要内涵是：①以"谨察阴阳所在而调之，以平为期"为基准，认知和坚持中医维护健康、治疗疾病的主旨。②以阴阳为总纲、以气血为基础、以神形为主线，把握对立统一的"失中失和"的基本元素，进行中医辨证。③以"调平燮和"为目的，以扶正祛邪、补偏救弊为总则，根据临证实际化裁经方，针对"失中失和"组方用药。

2. 中和辨证 在审证方面，孙光荣基于"中和思想"，探索和总结了以"神形"为主线的20个辨证元素，其中一般元素10个，包括：时令、男女、长幼、干湿、劳逸、鳏寡、生育、新旧、欲涩、旺晦。重要元素10个，包括：神形、盛衰、阴阳、表里、寒热、虚实、主从、标本、逆顺、生死。形神居于两种元素之中，为主线。任何一组都是正反一对，也就是概念相对，辨析之，即可辨明"失中失和"之所在，此即为"中和辨证"。以"寒热"要素为例：①一般情况：寒热是辨别疾病性质的两个重要元素。寒有表寒与里寒之分，表寒者多为外感寒邪，里寒者多为阳气虚衰而致阴寒内盛。热有表热与里热之别，表热者多为外感之火热之邪，里热者多为阴液不足而致阳气偏亢所致。②认知方式：可以通过望、闻、问、切四诊合参获得表里的信息，但首重问诊。③思辨重点：问清患者发热、恶寒的时间、程度、部位，理清先寒后热、先热后寒，是否有寒热往来，是否伴发寒战，务必辨清寒热真假。④临床意义：症见恶寒喜暖，肢体蜷缩，冷痛喜温，口淡不渴，痰涕涎液清稀，小便清长，大便溏薄，面色白，舌淡苔白，脉紧或迟者，多为感受寒邪、或阳虚阴盛，发为寒证；症见发热，恶热喜冷，口渴欲饮，面赤，烦躁不宁，痰、涕黄稠，小便短黄，大便干结，舌红少津，苔黄燥，脉数等，多为感受热邪，或脏腑阳气亢盛，或阴虚阳亢，发为热证。⑤联系形神：寒热之辨证要素与形神有重要关系，寒证多收引，多蜷缩，神意淡漠；热证多亢进，神意躁急，甚则狂躁。

3. 中和组方 "中和组方"就是在"中和思想"指导下，根据"中和辨证"的结果，采用的不偏不倚、调平燮和的组方用药方法。孙光荣认为，中医治疗之方药应该是"平和"的方药组合，其有"三忌"：一忌在未固护正气的前提下施以大热大寒、大补大泻之剂；二忌过度滋腻，过度攻伐；三忌崇贵尚奇，动辄以昂贵难求、不可寻求之奇方怪药而求奇验。"中和组方"的基本原则是：①遵经方之旨，不泥经方用药；②谨守病机，以平为期；③中病即止，不滥伐无过；④从顺其宜，病人乐于接受。

"中和"组方的用药要阴阳结合、动静结合、升降相应、收散兼融、寒热共用等。以期在保证用药安全的前提下，达到药到病除的目的。孙光荣的组方思路是：①遵经方之旨，不泥经方之药。②依功能组成"三联药组"，严格按君臣佐使结构组方。③"三联药组"注重其相须、相使、相畏、相杀；四气五味、升降浮沉。④药少量精，注意产地、炮制。⑤重益气活血，讲究专病专药。⑥必要时，用子母方、内外合治。

孙光荣经过临床探索和实践，体悟出"中和组方"的组方方法，是按照君臣佐使的架构进行组方的，即以治法来定君臣佐使，再依每种治法组成每个"三联药组"。根据确定的治则治法，每方可由一组、二组、三组、四组等组成。必要时，还可根据病症需要，在常用药组中增减。

孙光荣在临床组方选药的一大特色即是"三联药组"的配伍和应用。三联药组又称角药，它是以中医基本理论为基础，以辨证论治为前提，以中药气味、性能、七情为配伍原则，三种中药联合使用、系统配伍。角药介于中药与方剂之间，是一种更为复杂的配伍形式，在方剂中起主要或辅助作用，或独立成方。

孙光荣认为，"三联药组"的基本思想是秉承中国传统文化追求阴阳平衡的理念和天地人三才的思想。孙光荣配伍的"三联药组"灵活多变，是在总结前人用药经验的基础上进行升华和创新而形成的。

"三联药组"注重药物功效的相须、相使、相畏、相杀及其药物的四气五味、升降浮沉。三药相互协作、制约，形成一个特定的功能单元。临证处方时，可参照古方的组方思路，按君臣佐使的架构来组方，并根据具体的病情，化裁应用。如法半夏、广陈皮具有化痰、祛湿功能，配以佩兰叶则清化湿热，可用于湿热中阻；配以麦门冬，则化痰清热，用于咳嗽痰黏、难以咳出者。

孙光荣根据其功能特点，将"三联药组"大致可以分为3种类型：①祛邪组合，用于攻邪，如"金银花、蒲公英、连翘壳"等；②扶正组合，如"生晒参、生北芪、紫丹参"等；③辅助组合，主要用于引药直达病所，或用针对性强的专病专药，如"云茯神、炒枣仁、灯心草""蔓荆子、西藁本、紫浮萍"等。

二、未病观

"治未病"的概念和思想最早出现于《黄帝内经》。孙光荣认为，"治未病"思想是植根中华民族优秀传统文化的、在数千年中医药发展进程中积累凝练的中医药文化。简而言之，"治未病"即采取相应的措施，防止疾病的发生发展。中医学"治未病"思想基于天人合一，是中医防治思想的一贯体现，是中医预防保健的重要理论基础和准则，是中医学理论体系的核心理念之一。

孙光荣提出，"治未病"的思想特征是：强调以人为本，防重于治；强调形与神俱，和谐平衡；强调天人合一，效法自然。其内涵包括未病先防、欲病救萌、既病防变、病瘥防复。

孙光荣认为，中医药在长期的实践中体现出"个性化的辨证论治、求衡性的防治原则、人性化的治疗方法、多样化的干预手段、天然化的用药取向"的五大特色。所以，中医学"治未病"主要表现为"三突出"的优势。试以亚健康的干预为例简述之。

1. **针对性突出**   针对人体亚健康与疾病状态，中医可将其分为未病、已病两大类，亚健康又可分为未病、欲病、将病三个层次，已病又可分为欲传变、将传变、欲复发、将复发四个层次；针对不同的服务群体和不同的养生防病需求，中医养生保健可以分为老年养生保健、妇女养生保健、青春期养生保健、儿童养生保健、脑力劳动者养生保健、体力劳动者养生保健、性功能养生保健等；针对个人亚健康状态，中医干预可以分为亚健康状态预防干预、亚健康状态阻断干预、亚健康状态修复干预等，并结合时令、地域、情志等给予针对性强的、调治为主的、个性化的指导与干预。

2. **多样性突出**   中医对亚健康的干预手段十分丰富，总体上可分为药物干预法和非药物干预法。根据服务对象的体质、亚健康征兆、亚健康检测结果与评估报告，给予药物干预或非药物干预。药物干预主要是补偏救弊、调之使平的酒剂、汤剂、膏剂、丸剂、洗剂、栓剂、贴剂等，非药物干预主要是针灸、推拿、按摩、导引、药膳、音乐诱导、书画引导、心理咨询、七情生克法等。

3. 天然性突出 中医对亚健康干预的方案与手段既讲究药取天然，更追求效法自然。在药物干预中一般不使用化学药品，极力避免产生"本来未病，用药成病"和"原病未除，新病又出"的药物副作用。另一方面，在非药物干预中一般不使用运动量超大的器械或强度超大的手法，而是根据年龄、性别、体质、时令制订合理的干预方案，在安全中求实效。

三、养生观

未病先防，重在养生。孙光荣把中医养生分为六个层级：德、道、学、法、术、器。"养生之德（仁爱、平和）引领养生之道（人法于天地，三因制宜），养生之道主导养生之学（养生的专门学问，包括历史、原理、源流、法则、方式等），养生之学统领养生之法（养生的总则、要领、要义、要诀），养生之法指导养生之术（药养、食养、术养等），养生之术选择养生之器（养生器械、器具、保健品等）。"在他看来，养生首先要养德，要持有仁爱、平和之心，而后行养生之道，人法于天地，顺应自然，效法自然。"养生并不要求立竿见影，而是要求日久见功，中医养生讲求合则安、身心舒畅、天地人和。"

1. 养生总则——合则安

孙光荣认为养生总则可以一语概之——"合则安"。养生不能千人一面，而应因人制宜，只要适合自身的心理、生理需求，即为"合"。合则安，既安之，则能持之久远，自可益寿延年。中医养生不能要求立竿见影，要日久见功，而且只要感到"十不"即可。"十不"即头不晕，咽不痛，心不慌，胸不闷，腹不胀，力不乏，尿不黄，便不结，月经不乱，性能力不减弱。

2. 养生要领——上善、中和、下畅

上善，更多是指保持头脑清醒、心态平和。心态平和，要有良好的世界观，保持良好心态，日常要注意疏肝理气、平心静气，遇事要平静、平和，心态放得下就会知足常乐，就会做到上善若水，顺势而安。孙光荣每遇艰难困苦，都以岳麓书院楹联"是非审之于己，毁誉听之于人，得失安之于数"自勉，逐渐养成豁达乐观的性格。他深有体会地说："如果心胸狭隘，满脑满心都是羡慕、嫉妒、恨，锱铢必较，什么养生也没用"，所以"养生先养慈悲心"。

"中和"，有两层含义。一是指中焦脾胃要安和。脾胃为后天之本，百病多因脾胃衰而生也。因此，在养生中始终要注意保护好脾胃，饮食应规律，不暴饮暴食，饥饱适宜，节制酒类，禁忌生冷油腻之品。二是指要中处人事，要"中和"，人在天地之间，与周围人和事要平和、和谐共处，切不可有违环境和道德规范，肆意妄为，伤人害己，有害健康。

　　下畅，是指肾藏经，是先天之本。肾主水、纳气，司二阴。在养生中，尤其要注意大小便的通畅，女性还要注意经、带的情况。如果上善指精神、神志之修养，中和指心理与道德的修行，那么下畅可理解成身体状况调养，要气血流畅，自然也包括大小便的通畅了，气血畅通中和，就会健康长寿。

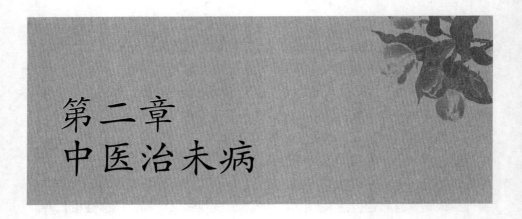

第二章
中医治未病

第一节 《黄帝内经》治未病观

"治未病"一词最早见于《黄帝内经》。《素问·刺热》曰："肝热肾热，颐先赤。病虽未发，见赤色者刺之，名曰治未病。"《素问·四气调神大论》曰："是故圣人不治已病治未病，不治已乱治未乱，此之谓也。夫病已成而后药之，乱已成而后治之，譬犹渴而穿井，斗而铸锥，不亦晚乎？"以"渴而穿井，斗而铸锥"为喻，形象地说明治未病的医学思想。这里所说的"不治已病治未病"的原则，并不是说中医不治疗已经发生的疾病，而是强调不应只注意已发生的病，更重要的是把"注意力"放在有可能即将发生的疾病上，体现了治未病的观点。

孙光荣认为，《黄帝内经》中治未病的观点主要体现在：未病先防、既病防变、病中防逆转、瘥后防复发四个方面。

一、未病先防

未病先防是指在未病之前，采取各种措施，做好预防工作，以防止疾病的发生。在中医学中，医者的最高境界就是在疾病发生之前采取正确的预防措施，防止疾病的发生。如何才能做到未病先防？《素问·刺法论》有云"正气存内，邪不可干"，说明"治未病"的主要内容是内存正气。

1. 增强正气 《素问·上古天真论》曰："上古之人，其知道者，法于阴阳，和于术数，食饮有节，起居有常，不妄作劳，故能形与神俱，而尽终其天年。"增强自身体质，提高人体正气，从而增强机体的抗病能力，进而能达到形与神俱、终其天年。"人体正气"是决定疾病是否发生发展的关键因素。《灵枢·百病始生》更具体指出："风雨寒热，不得虚，邪不能独伤人。卒然逢疾风暴雨而不病者，盖无虚，故邪不能独伤人。此必因虚邪之风，与其身形，两虚相得乃客其形。""邪之所凑，其气必虚"（《素问·评热病论》），"内外调和，邪不能害，耳目聪明，气立如故"（《素问·生气通天论》），均突出"正气"对疾病与健康的主导性思想。

2. **顾护肾脏**　肾为先天之本。《素问·六节藏象论》曰："肾者，主蛰，封藏之本，精之处也。"肾精化肾气，肾气分阴阳，肾阴与肾阳能资助、促进全身脏腑阴阳，肾又称五脏阴阳之本。肾精、肾气关系到人体的生长、发育、生殖等功能及机体阴阳平衡的调节。护肾保精而使人体精气充足、形健神旺，达到正气存内、邪不可干。《黄帝内经》明确提出"竭其精""散其真"是促人衰老的主要因素。精藏于肾。《素问·上古天真论》曰："入房过度则伤肾"，"醉以入房，以欲竭其精，以耗散其真。不知持满，不时御神，务快其心，逆于生乐，起居无节，故半百而衰也"。因此，欲得长生需保精，保精则必节欲，同时注重生活起居规律，才能延年益寿。

3. **调神养性**　《素问·举痛论》曰："百病生于气也，怒则气上，喜则气缓，悲则气消，恐则气下……惊则气乱……思则气结。"精神情志活动，与人的生理、病理变化有密切的关系。情志活动异常影响脏腑气机，导致脏腑气机升降失常，从而继发多种疾病。《素问·上古天真论》曰："恬惔虚无，真气从之，精神内守，病安从来？"思想安闲清静，没有杂念，精神守持于内而不使外耗，则疾病无以生。《灵枢·百病始生》曰："喜怒不节，则伤脏"，"喜伤心，怒伤肝，忧伤肺，思伤脾，恐伤肾"。精神活动是由五脏所产生的，又能反作用于五脏，影响五脏的生理功能。调神养性是人类调节自己的情志，以适应环境变化，保证身体健康的重要方法。故精神调养是防病的重要环节，同时精神情志的不畅也能使人生病，所以无论是防病还是治病都要注意到精神对机体的重要作用。

4. **顺应自然**　《素问·生气通天论》曰："苍天之气，清净则志意治，顺之则阳气固，虽有贼邪，弗能害也。"《素问·上古天真论》曰："虚邪贼风，避之有时。"人要了解和掌握自然变化规律，主动地采取养生措施以适应其变化，这样才能使各种生理活动与自然界的节律相协调，保持健康，增强正气，避免邪气的侵害，从而预防疾病的发生。正如《素问·四气调神大论》曰："春夏养阳，秋冬养阴，以从其根。"这里指的就是要遵循四时变化规律，顺应自然的衣食调配，起居有常，动静合宜。《素问·四气调神大论》曰："夫阴阳四时者，万物之终始也，死生之本也，逆之则灾害生，从之则苛疾不起，是谓得道。"养生要遵循春生、夏长、秋收、冬藏的规律。若违逆四时而作，将损伤五脏精气。生活起居，精神情志的调摄要顺应四时阴阳变化，防止六淫外邪侵袭。

5. 调摄饮食 《素问·生气通天论》曰："是故谨和五味，骨正筋柔，气血以流，腠理以密，如是则骨气以精，谨道如法，长有天命。"饮食有节，谨和五味调和，有利于身体健康。《素问·六节藏象论》曰："天食人以五气，地食人以五味。"阐明"养生之道，莫先于食"的道理，饮食是人身营养的直接来源，维持着人体的正常活动。克服饮食偏嗜，五味要搭配适合，不可偏嗜某味，以防某脏之精气偏盛。食物与药物一样，也有寒温之分，故食性最好是寒温适宜，或据体质而调配，体质偏热之人，宜食寒凉而忌温热之品，体质偏寒之人则反之；各种食物含不同的养分，故要调配适宜，不可偏食。正如《素问·脏气法时论》曰："五谷为养，五果为助，五畜为益，五菜为充。气味和而服之，以补益精气。"《素问·生气通天论》曰："味过于酸，肝气以津，脾气乃绝；味过于咸，大骨气劳，短肌，心气抑；味过于甘，心气喘满，色黑，肾气不衡；味过于苦，脾气不濡，胃气乃厚；味过于辛，筋脉沮弛，精神乃央。"因此，饮食偏嗜则导致脏气偏盛、偏衰。饮食起居与人体的正气强弱有很大关系，养生就是要合理饮食，保证营养全面充足，以增强人体自身免疫能力和防病抗邪的能力，因此饮食关乎人之康寿与疾病的发生发展。

二、既病防变

《素问·生气通天论》中有"病久则传化，上下不并，良医弗为"的告诫，指出疾病日久传变的必然趋势和造成"良医弗治"的严重后果。既病防变是指疾病发生的初始阶段，应力求做到早期诊断、早期治疗，以防止疾病的发展及传变。早期诊治就要求病者勿讳疾忌医，医者要掌握疾病发生发展规律及其传变途径，才能防微杜渐有效地治疗，而临床的要点就是根据疾病传变规律，先安未受邪之地。《素问·离合真邪论》曰："邪之新客来也，未有定处，推之则前，引之则止，逢而泻之，其病立已。"强调早期治疗，病初积极采取措施，有利于促使疾病早期治愈，防止病情进一步发展。若疾病进一步发展，得不到有效控制，则预后堪忧，外邪侵入人体后，如果不早期治疗，就有可能由表入里，由轻变重，步步深入，以致侵犯内脏，造成难治及不治的后果。所以在诊治疾病时，仅对已发生病变的部位进行治疗是不够的，还必须掌握疾病发展转变的规律，准确预测病邪转变趋向。对可能被影响的部位，采取预防措施，以阻止疾病转至该处，终止其发展、转变。

疾病，是致病邪气作用于人体，人体正气与之抗争而引起的机体阴阳失调、脏腑组织损伤或生理功能障碍的一个完整的生命过程。在疾病的过程中，由于邪正斗争的消长，疾病的发展，可能会出现由浅入深，由轻到重，由单纯到复杂的发展变化。早期诊治，其原因就在于疾病的初期，病位浅，病情多较轻且简单，正气未衰，邪气不盛，治疗较益，传变较少。《素问·阴阳应象大论》曰："故邪风之至，疾如风雨，故善治者治皮毛，其次治肌肤，其次治筋脉，其次治六腑，其次治五脏。治五脏者半生半死也。"说明疾病越早诊治，疾病越轻，疗效越好，如治疗不及时，病邪就会由表及里，病情愈趋深重、复杂，治疗难度也就增加了。《灵枢·逆顺》强调："上工刺其未生者也，其次刺其未盛者也，其次刺其已衰者也……方其盛也，勿敢毁伤，刺其已衰，事必大昌。"在疾病尚未生、未发或病之初期就针灸治疗，早遏其路。

三、病中防逆转

病中防逆转主要表现在防止传变，是指在掌握疾病的发生发展规律及传变途径的基础上，早期诊断与治疗以防止疾病的发展。《素问·玉机真脏论》曰："五脏相通，移皆有次，五脏有病，则各传其所胜。不治，法三月若六月，若三日若六日，传五脏而当死。"把握病机，掌握疾病的传变规律，采取针对有效的措施阻止逆转正是"治未病"的重要内容。正如《素问·八正神明论》曰："上工救其萌芽，必先见三部九候之气，尽调不败而救之，故曰上工。下工救其已成，救其已败。"在治疗过程中，把握时机，防止疾病向严重复杂的方面发展，即《素问·阴阳应象大论》所谓"见微得过，用之不殆"之意，其目的在于防止疾病传变及加重。病中防逆转，首先医者要善于根据疾病的不同运用相应的治疗方法，如针灸、药物、导引、按摩等，这样才能效如桴鼓，即《素问·异法方宜论》"圣人杂合以治，各得其所宜，治所以异而病皆愈"之意。其次，要掌握疾病的传变规律，对可能波及的脏器采取预防措施，防止疾病向严重复杂的方向发展转化。疾病一般都有其一定的传变规律和途径。如《素问·热论》曰："伤寒一日，巨阳受之……二日阳明受之……三日三阳受之……"汉代张仲景正是在《素问·热论》的启发下创立了六经辨证，并懂得在未传之时及早干预，防止传变。

四、瘥后防复发

瘥后防复发是指在疾病初愈的康复阶段，要采取各种调摄措施，防止疾病的复发。由于疾病初愈之时，往往正气未复，邪气未尽，如果调摄不当，很容易导致其复发或产生后遗症。如《素问·热论》曰："病热少愈，食肉则复，多食则遗，此其禁也。"即强调在热病将愈之时应忌食肥甘厚味以免助长热邪，导致热病迁延不愈。《素问·腹中论》："帝曰：其时有复发者何也？岐伯曰：此饮食不节，故时有病也。"疾病初愈，虽然症状消失，但此时邪气未尽，正气未复，气血未定，阴阳未平，必待调理方能渐趋康复。所以在病后初愈，仍需适当用药，巩固疗效；同时配合饮食调养，注意劳逸得当，生活起居有规律，从而避免疾病的复发。否则，若适逢新感病邪，饮食不慎，过于劳累，均可助邪伤正，使正气更虚，余邪复盛，引起疾病复发。如伤寒新愈，若起居作劳，或饮食不节，就会发生劳复、食复之变，从而提示人疾病初愈，应慎起居、节饮食、勿作劳，做好疾病后期的善后治疗与调理，方能巩固疗效，防止疾病复作，以收全功。

《黄帝内经》治未病是以人体健康为对象，以事先预防为主轴的健康医学体系。《黄帝内经》治未病主要体现在防止疾病的发生、发展、传变、复发，即未病先防、既病防变、病中防逆转、瘥后防复发四个方面。日常养生遵循养生之道，强身保健；临床工作中要早期治疗，知常达变，遵循传变规律，阻断传变，避免危害。《黄帝内经》治未病为建立中医特色的健康医学奠定了坚实的基础。

第二节　张仲景治未病观

　　未病是中医的特色和优势，历史悠久。《素问·四气调神大论》曰："是故圣人不治已病治未病，不治已乱治未乱"，提出了治未病的理念；张仲景对上工治未病举治疗肝病为例说明，《金匮要略·脏腑经络先后病脉证》："问曰：上工治未病，何也？师曰：夫治未病者，见肝之病，知肝传脾，当先实脾；四季脾旺不受邪，即勿补之。中工不晓相传，见肝之病，不解实脾，惟治肝也。"仲景的治未病思想是对《黄帝内经》治未病思想的继承和发扬。国医大师孙光荣在总结张仲景的学术思想方面提出，其治未病观与《黄帝内经》一脉相承，亦可分为未病先防、既病防变、病中防逆转、瘥后防复发四个阶段。

　　张仲景是东汉伟大的医家，他在《伤寒论》中创造性地将外感病分六经辨治，因为各个患者身体状况不同，外感后出现的症状、脉象等也不同，依据患者表现出的症状、脉象等辨治归类，从而就有了太阳、阳明、少阳、太阴、少阴、厥阴六种类型病脉证并治篇；《金匮要略》辨治多种杂病以及妇人病，为临床辨治树立了规范。纵观辨太阳、阳明、少阳、太阴、少阴、厥阴病篇，以及《伤寒论》中不可汗、可汗、不可下、可下、发汗吐下后脉证并治等篇，《金匮要略》中杂病诸篇，仲景的治疗大法都是扶阳气、存阴液（血），以利于患者康复。孙光荣指出，"人之所有者，血与气耳"（《素问·调经论》），人体阳气阴血充足，才能既病防变，病中防逆转。

　　既病防变、病中防逆转，在《伤寒论》中处处都体现出来。如第8条：太阳病，头痛至七日以上自愈者，以行其经尽故也，若欲作再经者，针足阳明，使经不传则愈；第20条：太阳病，发汗，遂漏不止，其人恶风，小便难，四肢微急，难以屈伸者，桂枝加附子汤主之；第68条：发汗，病不解，反恶寒者，虚故也，芍药甘草附子汤主之；第91条：伤寒，医下之，续得下利清谷不止，身疼痛者，急当救里，后身疼痛，清便自调者，急当救表，救里宜四逆汤，救表宜桂枝汤；等等，不胜枚举。

　　《金匮要略》治疗各病辨治严谨，扶正祛邪，治疗中防变防逆。如《金匮要略·痰饮咳嗽病脉证并治》，先将痰饮病（广义）分为痰饮（狭义）、悬饮、溢饮、支饮四种，又区分水在心（胃）、水在肺、水在脾、水在肝、水在肾的不同，接着描述水饮病的种种临床症状，提出"病痰饮者当以温药和之"的治疗总则，随后再分四饮治疗，痰饮病位更有在上（胃）在下（肠）的不同，在温法的治疗总则下，更有发汗法、利尿法、攻逐水饮法等，扶正祛邪，让水肿、咳喘、腹胀、呕吐等现代还是危急重症的疾病得到有效治疗，防变防逆，遏制了凶险的病势。

笔者曾治疗患者王某，男，60岁，2013年3月就诊，经住院检查诊断为右肺癌并右肺包裹性积液，症见咳嗽，有稠痰，走路稍多则气喘气促，易感冒发热，胃纳尚可，大便2～3次/日、有时肠鸣矢气，睡眠欠佳、夜尿两次，面色黧黑，舌偏红，舌苔黄白相间，脉细。辨证为气阴亏虚，肺失宣肃，阴虚热毒，脾虚湿盛，处以生脉散合清燥救肺汤合加减正气散加减。处方：党参20g，麦冬10g，五味子5g，金银花10g，桔梗5g，炙甘草5g，桑叶10g，川贝（打碎）10g，百合10g，生地黄10g，丹参10g，藿香10g，厚朴5g，陈皮5g，神曲10g（包煎），茯苓20g。日1剂，水煎，分2次温服。患者服药后咳嗽逐步缓解，症状改善，4年来间断服用上方加减治疗，目前患者健在。此病即为咳嗽合并脾虚痰湿，痰饮渐起，故以加减正气散健脾化湿利水；桑叶、川母、桔梗、甘草、金银花、百合宣肺止咳、清热养阴。《金匮要略·肺痿肺痈咳嗽上气病脉证并治》曰："风中于卫，呼气不入，热过于荣，吸而不出，风伤皮毛，热伤血脉。"皮毛者肺之合也，外邪循皮毛侵入肺，影响肺的宣发肃降功能，加之热入血脉，则肺气营同病，且肺属燥金，肺为娇脏，用药不可燥热伤阴，故以清燥救肺汤加减轻宣润燥，并用生地黄、丹参凉血养血，活血化瘀。生脉散是孙光荣治疗肺脏病常用方。孙光荣说，生脉散以党参之甘补脾肺之气，麦冬之甘而微微苦寒清心除烦、养阴生津，又能不伤胃气，五味子之酸清肃燥金、敛肺肾心之气，并补五脏之气，可防咳嗽日久肺气耗散，合用生脉散益气养阴，并可病中防变防逆转，避免病情进一步发展。

瘥后防复发是治病调摄中重要的一环，仲景专设一篇《辨阴阳易差后劳复病脉证治》。瘥后劳复，外感病或内伤病后都易出现，疾病刚愈，将摄失宜，饮食不合，劳神劳力，早犯房事，都可导致劳复发生。仲景分为以下五种类型：其一劳复发热，以枳实栀子豉汤治疗，该方气味轻薄，清热散邪，或以小柴胡汤和解治疗，有宿食者加大黄，有水气者兼逐水邪；其二病愈后胃寒喜唾，以理中丸温中阳；三为气阴不足、余热未尽、胃气不和者，以竹叶石膏汤清热生津，益气和胃；四为病新愈而强食不易消化食物，症见日暮微烦，因脾胃之气尚弱不能消食所致，需减少进食难消化之品，让胃气恢复；五为阴阳易病，为病后早犯房事，真气亏虚，阴阳相感，余热传易而致。

中医学治未病思想来源于医疗实践，对防治疾病有独特优势，自《黄帝内经》以来，历代都有发展，为人类的健康作出了巨大贡献。现在治未病方兴未艾，孙光荣指出，治未病不仅仅是体检、预防，治未病的理念和法则覆盖着整个治疗的过程。

第三节　孙思邈论"上工"与治未病

唐代医学家孙思邈是位极重视治未病的医家。他将医生分为"上医""中医""下医"，又比较科学地将疾病分为"未病""欲病""已病"三个层次。《备急千金要方》卷一曰："古之善为医者，上医医国，中医医人，下医医病；上医听声，中医察色，下医诊脉；上医医未病之病，中医医欲病之病，下医医已病之病。"《备急千金要方》卷十七曰："善治者，初入皮毛、肌肤、筋脉则治之，若治六腑五脏，半死矣。"说明上医之治贵在早期诊断，救治未病之先，充分体现了上医治未病的思想。孙思邈治未病的思想主要体现在"上医"和"养性"两个方面。

一、"上医"治未病

孙思邈认为治未病是上医的水准之一，也就是《黄帝内经》所谓的上工层次。《备急千金要方》曰："是以圣人消未起之患，治未病之病，医于无事之前，不迫于即逝之后。"强调在疾病发作之先，把握时机，予以治疗，从而达到"治未病"的目的。在《备急千金要方》卷九中提到："凡人有少苦，似不如平常，即须早道，若隐忍不治，冀望自差，须臾之间，以成固疾，小儿、女子益以滋甚。若时气不和，当自戒勒。若小有不和，即须治疗。寻其邪由，及在腠理，以时早治，鲜不愈者。患人忍之数日乃说，邪气入藏则难可制止，虽和缓亦无能为也。"人身体上感到"有少苦"，就应该早说，不能隐忍，乘病邪入腠理即治疗，待邪气进入脏腑，即使医和、医缓二高医转世亦无能为力了。又言："凡始觉不佳，即须救疗，迄至于病愈。汤食竟进，折其毒势，自然而差。心不可令病气自在，恣意攻入，拱手待毙，斯为误矣。"面对疾病应从速救治，不可消极被动，坐以待毙。

孙思邈在治未病的思想中还体现了既病防变的观点，明确提出了消渴病的防变措施："消渴之人，愈与外愈，常须虑有大痈，何者？消渴之人必于大骨节间发痈而卒，所以戒之在大痈也，当预备痈药以预防之。"

二、"养性"与治未病

孙思邈治未病观还包含在"养性"即养生范畴当中。养生要以养性为本，性命双修，即通过修性，养成良好的生活习性，不仅可以治未病，而且还可以"疗万疾大患"，更能达到祛病延年的目的。善养性者，则治未病之病，是其义也。《备急千金要方·养性》讲："夫养性者，欲所习以成性，性自为善，不习无不利也。性既自善，内外百病自然不生，祸乱灾害亦无由作，此养性之大经也。善养性者，则治未病之病，是其义也。"

1. 顺应自然，调情养性　人类生活在自然界之中，自然界存在着人类赖以生存的必要条件，同时，自然界的变化又可以直接或间接地影响机体，而机体则相应地产生某些反应，机体与自然界变化的相互适应，并形成一定的周期规律。孙思邈认为衣食寝处皆适，能顺时气者，始尽养生之道。他说："春冻未泮，衣欲上厚下薄，养阳收阴……冬时天地气闭，血气伏藏，人不可作劳出汗，发泄阴气，有损于人也。"又云："冬日冻脑，春秋脑足俱冻，此圣人之常法也。春欲晏卧欲早起；夏及秋欲侵夜乃卧，早起；冬欲早卧而晏起，皆益人。虽云早起，莫在鸡鸣前；虽言晏起，莫在日出后。凡冬月忽有大热之时，夏月忽有大凉之时，皆勿受之。人有患天行时气者，皆由犯此也，即须调气，使寒热平和，即免患也。"人居天地气交之中，自然界的变化与机体息息相关，故顺应自然，依时摄养，对于保持健康具有重要的意义。保持心情舒畅，适当控制情绪，乐观对待人生，是人生不可缺少的修养，也是健康防病、益寿延年的重要因素。

2. 饮食调养　在饮食调养治未病应用方面，孙思邈认为"夫为医者，当须先晓病源，知其所犯，以食治之，食疗不愈，然后用药"。他指出："食能排邪而安脏腑，悦神爽志以滋气血。"治未病食养食疗具有安全无毒、副作用小、简便易行、行之有效、易为人们认识和接受的特点。孙思邈在《备

国医大师 孙光荣 论中医养生

急千金要方》中详细介绍了治未病各种食物的治疗作用，如用动物肝脏治疗夜盲症、用豆类治疗脚气病等。尤其是老人虚损，用食治最多，常用甘润和血肉填精之品，符合"甘旨养老"之旨。在《备急千金要方·食治篇》中记载："安身之本必资于食。"但"不知食宜者不足以存生"，故养性之道当明饮食宜忌。孙思邈治未病反对暴饮暴食，提倡少食多餐，"善养性者先饥而食，先渴而饮。食欲数而少，不欲顿而多，多则难消也。常欲令饱中饥，饥中饱耳"，并告诫"夜勿过醉饱，食勿精思，为劳苦事"，否则致疾生灾，其害非浅。治未病进食时要有良好的精神状态，如果进食时为七情所伤，或强力劳苦，不仅损伤脾胃，而且对全身气血也有影响。孙思邈《备急千金要方·食治篇》提出"食能治病，亦能致病"，充分说明饮食调养的重要性。

3. **按摩、调气**　孙思邈在使用按摩、调气治未病方面进行了详细的说明。他认为"治未病"时，华佗五禽戏、天竺国按摩法十八势、老子按摩法等不仅可施于平日，亦可用于患病时，如"小有不好，即按摩按捺，令百节通利，泻其邪气"。又记载单纯按摩之法："清旦初，以左右手摩交耳，从头上挽两耳，则面气流通，如此者令人头不白，耳不聋；又摩掌令热，以摩面，从上向下二七过，去气，令人面有光，又令人胜风寒时气，碛热头痛，百疾皆除。""调气"是一种专意存思、吐纳气息以却疾强身的方法。孙思邈主张人们在健康之时"每日必须调气补泻、按摩导引为佳"，并认为"治未病"养性当常习《黄帝内经》内视法："存想思念，令见五脏如悬磬，五色了了分明，勿辍也；仍可每旦初起，面向午，展两手于膝上，心眼观气，上入顶，下达涌泉，旦旦如此，此名曰迎气；常以鼻引气，口吐气，小微吐之，不得开口，复欲得出气少，入气多"。还有"调气"法辅以叩齿、咽津和以呼、吹、嘘、呵、唏、咽"息之六字"调气治病的方法，可以通过呼吸吐故纳新，促进新陈代谢。故曰："气息得理，即百病不生，若消息失宜，即诸疴竞起，善摄养者，须知调气方焉。"现代人生活压力大，工作忙，应酬多，空闲时间少，经济条件较好，促成了人们少运动，情志郁结，影响食欲和消化功能，从而造成食量减少，营养吸收不良，甚至免疫力下降等。通过按摩、"调气"可以达到畅达气机，吐故纳新，促进消化，强身健体的作用，从而达到防病的目的。

第四节　治未病的范畴

　　治未病是中医临证的重要组成部分。治未病的核心目的就是让人不生病、少生病，生病后不传化、不恶化、早痊愈。故而，治未病对人类的健康和发展有着巨大意义。两千余年之前，中医学就高度关注非疾病的状态，称之为"未病"，《黄帝内经》首倡"治未病"。中医学"治未病"思想基于天人合一，注重效法自然、形与神俱、动静平衡，追求人体的情志、形体与环境、社会的和谐统一，主张防重于治。"治未病"强调以人为本、和谐平衡，该思想是干预、改善、修复"亚健康"状态的指南。治未病的践行形式就是养生，治未病的重要措施之一亦是养生。孙光荣的养生总则是三个字"合则安"；养生要诀是三个词组："上善、中和、下畅"；养心法则是三句话："是非审之于己，毁誉听之于人，得失安之于数"（引自千年学府"岳麓书院"楹联）；推崇的养生方法是干祖望提出的四点："童心、蚁食、猴行、龟欲"。孙光荣在充分吸收前人经验后认为，治未病包含四个方面，即未病先防，欲病救萌，既病防变，病瘥防复。

一、未病的概念认识

　　对未病的概念理解非常重要。未也者，指还没有，不曾之意；或有将来之意。病也者，疾病也。从字面意义理解有两层含义，一者不曾有的病，二者将来的病。然学者于此概念尚存在争议，有认为其为无病之意，有认为其为病态，为病之轻症，为病之前奏之意，有人理解其为今之亚健康状态。细考究，孙光荣认为皆欠准确。未病，若为无病，谈何治疗，言何"治未病"，实为不妥，亦无研究发展的必要。未病为病之轻症，看似中肯，实则不准。第一，健康之人时刻有生病的情况，健康之时当成为未病状态；第二，疾病状态时，并且尚是可以变化，未受邪之处，尚处于未病状态。此二者非病之轻症。至于将未病跟亚健康简单画等号亦是不妥。亚健康绝对不是健康状态，虽然用现代医疗检验手段，查不出阳性结果，但是不能代表没有症状，比如疲劳、容易生病（感冒）常常就界定亚健康状态，亚健康状态可以界定为未病中的范畴之一。

　　那么，什么是中医所言未病呢？未病一词，最早见于《黄帝内经》。《素问·四气调神大论》载有："是故圣人不治已病治未病，不治已乱治未乱，此之谓也。夫病已成而后药之，譬犹渴而穿井，斗而铸锥，不亦晚乎。"后在《灵枢·逆顺》《素问·刺热》均有提及。今细考究，未病大体有三个层面的意思。

1. **指已疾之后、未病之先，病轻之态**　"疾病"由"疾"与"病"构成，二者有程度上的差异，"疾"为轻，"病"为重，正如《说文解字》言："疾，病也"，"病，疾加也"。可见，所谓未病即轻之"疾"，尚未涉及重之"病"。后世陆懋修明确指出："疾病二字，世每连称。然今人之所谓病，于古但称为疾。必其疾之加甚始谓之病。病可通言疾，疾不可遽言病也。"（《世补斋不谢方·小引》）并进一步言及"经盖谓人于已疾之后、未病之先即当早为之药。乃后人以疾为病。认作服药于未疾时，反谓药以治病，未病何以药为。不知经言未病正言已疾。疾而不治，日以加甚。病甚而药，药已无及，及未至于病，即宜药之，此则《内经》未病之旨，岂谓投药于无疾之人哉！"可见，治未病就是治已"疾"，只是还没有到达"病"的层面。段逸山先生亦持此观点。此部分未病我们应该及早重视，早发现、早诊断、早治疗，将疾病消灭于萌芽状态！使得疾不加重，病不发生。

2. **指已病后的其他未病之态**　疾病已经发生，但只是限于局部，或者是轻微的层次。如按照脏腑而论，病在肝，尚未及脾、肺、肾、心等，如按照卫气营血而论，病在卫分，而未及气分、血分、营分等，此等尚未涉及的部分称之为未病，亦称尚未受邪之地。

《素问·刺热》云："肝热病者，左颊先赤；心热病者，颜先赤；脾热病者，鼻先赤；肺热病者，右颊先赤；肾热病者，颐先赤。病虽未发，见赤色者刺之，名曰治未病。"此未发指病后之未发之地，并不是无疾病。后世注家杨上善说："热病已有，未成未发，斯乃名未病之病，宜急取之。"《灵枢·逆顺》言："上工刺其未生者也，其次刺其未盛者也，其次刺其已衰者也……故曰：上工治未病，不治已病。此之谓也。"未生者指尚未发病之地，未盛者指疾，已衰者指病。更有一经典理论更好地说明此未病之态。《黄帝内经》载："病先发于肝，三日而之脾。"《难经·七十七难》云："所以治未病者，见肝之病，则知肝当传之于脾，故先实其脾气，无令其受肝之邪，故曰治未病焉。"《金匮要略·脏腑经络先后病脉证》言："夫治未病者，见肝之病，知肝传脾，当先实脾。"又论："实脾则肝自愈，此治肝补脾之要妙也。"脾也者，尚未生病，但已经危在旦夕，需得顾护。又在多篇中指出"若人能养慎，不令邪风干忤经络"，"房室勿令竭乏"，"服食节其冷热苦酸辛甘"，"无犯王法，禽兽灾伤"，此均为保护不受邪之地，即既病防变。此部分未病是我们要重视的，做到防患于未然，使得病情不加重、不扩散，及早康复，即我们强调的既病防变。

3. **指无疾病、无症状、无体征的健康之态**　未病指无疾、无病、无症状、无体征的健康状态。今之健康包含四个要素，即躯体无疾病、心理能适应、社会能适应、良好的道德品格。健康是人人追求的一种理想状态，然而这种理想状态是完全可以实现的。中医历来强调，"虚邪贼风，避之有时，恬惔虚无，真气从之，精神内守，病安从来"（《素问·上古天真论》）。按此训谕，长久坚持，定会少疾病之烦恼，而达到《黄帝内经》所载的"真人""至人""圣人""贤人"的境界。此种未病是我们最求的、倡导的，是一种宝贵的财富。

可见，未病是一个比较宽泛的概念，具有一定的模糊性，并且在不同的状态、环境下可以和疾病发生转化。未病大体而言可以包含今之亚健康，包括一切养生所针对的状态。从某种角度而言，一切的养生都是针对于未病，都是在治疗未病。对未病的概念认识及界定非常重要，这是治疗未病的前提，只有这样，我们的对象才能清晰，目标才能够明确。

二、治未病的措施

治未病就是对于未病的干预和防治，对于轻之疾者要早发现、早诊断、早治疗，对于病之未受邪之地，应当早保护起来，防止疾病的进展与传变，对于健康者来说，可以通过干预而增强体质，提升正气，预防疾病的发生。治未病包含两个方面，即未病早防和病后防变。

从某种意义来说，治未病就是养生，古称"摄生""道生""保生"，即调摄保养自身生命的意思，正如《素问·上古天真论》所说的"上古之人，其知道者，法于阴阳，和于术数，食饮有节，起居有常，不妄作劳，故能形与神俱，而尽终其天年，度百岁乃去"。养生的主要目的是要实现康乐美寿，即健康、快乐、美丽、长寿。

1. **未病先防**　未病先防是指在疾病尚未发生之前，提前采取防护措施、干预手段，从而使得机体正气得以加强，甚至调整体质，防止疾病的发生。

（1）顺应自然：自然者，天之道者，养生，莫逆之于天，顺其道也。中医历来强调天人合一，天人相应，即提倡人体的生理活动与自然界的变化规律是相适应的。《灵枢·邪客》曰："人与天地相应。"一年之中，春夏秋冬，寒来暑往，各应顺其情。即《素问·四气调神大论》强调："春三月，此谓发陈，天地俱生，万物以荣，夜卧早起，广步于庭，被发缓形，以使志生，生而勿杀，予而勿夺，赏而勿罚，此春气之应，养生之道也。逆之则伤肝，夏为寒变，奉长者少。夏三月，此谓蕃秀，天地气交，万物华实，夜卧早起，无厌于日，使志无怒，使华英成秀，使气得泄，若所爱在外，此夏气之应，养长之道也。逆之则伤心，秋为痎疟，奉收者少，冬至重病。秋三月，此谓容平。天气以急，地气以明，早卧早起，与鸡俱兴，使志安宁，以缓秋刑，收敛神气，使秋气平，无外其志，使肺气清，此秋气之应，养收之道也。逆之则伤肺，冬为飧泄，奉藏者少。冬三月，此谓闭藏。水冰地坼，无扰乎阳，早卧晚起，必待日光，使志若伏若匿，若有私意，若已有得，去寒就温，无泄皮肤，使气亟夺，此冬气之应，养藏之道也。逆之则伤肾，春为痿厥，奉生者少。"继而指出："春夏养阳，秋冬养阴，以从其根。"（《素问·四气调神大论》）故而养生应该顺应自然，起居有常，动静合宜等。

（2）修心养性：性，性情也，源自于心。心者，五脏六腑之大主，主神志。《素问·灵兰秘典论》云："主明则下安，以此养生则寿，殁世不殆，以为天下则大昌；主不明则十二官危，使道闭塞而不通，形乃大伤，以此养生则殃，以为天下者，其宗大危，戒之戒之。"故而，修心养性是养生的重要方式，高级层次。孙光荣强调"平和"与"仁慈"。通过自身的不断修养，不断内省，使自己心态达到一个平和、稳定、洁净、宽容的境界，如此心宽体胖，饮食、睡眠、行为举止均能够得以保障。仁者爱人，有爱之人，需要一颗慈悲之心，慈悲之人，度人于苦难之中，经常给人带来快乐，自然自己也快乐，遂仁者寿，慈者寿。养性者平静平和、不急不躁、不骄不傲、不慌不忙，常能知足常乐，与周围的人和事和谐相处，不算计人，不羡慕、妒忌、恨他人，不锱铢必较。在养心的同时，孙光荣强调不能急于求成，应该时刻铭记"缓"字的重要性，常提及"言缓能和，行缓必安，论缓达正，事缓则圆"。常常以岳麓书院楹联"是非审之于己，毁誉听之于人，得失安之于数"作为自勉座右铭。

（3）护肾保精：精气神是人之三宝，为人体至为重要的物质，其中以精为首。精之义广矣，有先天之精，有后天之精。其中以先天之精为重，先天之精多化生为肾精，是其主要组成元素，当然亦赖后天之精的不断补给。精能化气、生神、御气、御形。故古人历来强调精的重要性，要时刻养护，房中术养生是其践行的一个指导。护身保精的一个重要方式就是节欲，《金匮要略·脏腑经络先后病脉证》强调"房室勿令竭乏"，节并非禁，应该把握一个度。另外，运动保健、按摩固肾、食疗保肾、针灸药物调治等方式也能达到护身保精的作用，从而使得人体精充气足、形健神旺，达到预防疾病、健康长寿。

（4）运动锻炼：形神是生命的体现，生命在于运动，适当的运动对形体和神志的调和是有益的。形与神一定要统一，即"形神合一"，形多主动，神多主静，二者完美的统一，需要运动的调和。运动能够锻炼形体，增强体魄。《吕氏春秋·尽数》有言"流水不腐，户枢不蝼，动也"，阐释了动的生命哲理，继而言及"形气亦然，形不动则精不流，精不流则气郁"的道理。可见，运动能够促进气血流通，使人体肌肉筋骨强健，脏腑功能旺盛，并可借形动以济神静，从而使身体健康，益寿延年，同时也能预防疾病。孙光荣提倡的运动并不是高强度而持久的运动，多为舒缓的小运动，如传统健身术之太极拳、易筋经、五禽戏、八段锦，或简易养生操、扩胸、曲背、收腹、摩腹、提肛、缩阴、饭后百步走等。

（5）调摄饮食：饮食为脾胃化生气血的基本物质，脾胃为后天之本，脾胃功能的正常对其他脏腑有重要的作用，因此，饮食与人体的健康密切相关。《素问·脏气法时论》说："五谷为养，五果为助，五畜为益，五菜为充。气味合而服之，以补益精气。"五谷、五果、五畜、五菜等即为食物，要恰当选择饮食，有针对性地进行食疗、食补。食物摄取的关键在均衡。均衡者即平和也，不多不少，不寒不热，不偏不倚，什么都可以吃，什么都不能偏嗜。饮食要有节，需有节律，即按时进餐，不过饱，不过饥。孙光荣常说过酉不食，食得七分饱，就是一种节制。饮食要清洁，不吃不洁、腐败变质的食物或自死、疫死的家畜，防止得肠胃疾病、寄生虫病或食物中毒。

2. 欲病救萌 欲病，非欲望致病，乃将要发生之疾病。《辞海》释"欲"为"想要、需要、将要"之意。欲病的最早倡导者当为唐代孙思邈，其在《备急千金要方·论诊候》记载："古人善为医者，上医医未病之病，中医医欲病之病，下医医已病之病，若不加心用意，于事混淆，即病者难以救矣。"并指出"凡人有不少苦似不如平常，即须早道，若隐忍不治，希望自差，须臾之间，以成痼疾"，其"苦似不如平常"即为欲病。用今之言语可以表示为疾病将要而尚未发生之前的状态。

据此意，欲病可以与现代强调的亚健康状态，或曰第三状态等同，至少有相同的状态。何谓亚健康状态，是指人体处于健康和疾病之间的一种状态。处于亚健康状态者，不能达到健康的标准，表现为一定时间内的活力降低、功能和适应能力减退的症状，但不符合西医学有关疾病的临床或亚临床诊断标准。有关亚健康的成因、表现、分型、诊断、预防及治疗有诸多论述。调查显示，全世界75%的人群处于亚健康状态，并将亚健康状态的表现分为精神心理、生理、社会适应能力及过劳死四个方面。

其相应临床表现也可以总结为四个方面。精神心理方面：表现为精神不振，情绪低落，郁郁寡欢或急躁易怒，反应迟钝，失眠多梦或嗜睡，记忆力减退，注意力不集中，烦躁焦虑等；生理方面：疲劳乏力，头昏头痛，心慌心悸，胸闷气短，食欲不振，腰腿酸痛，性欲减退，抵抗力差等；社会适应能力方面：不能较好地承担相应的社会角色，工作学习欲望低，人际关系紧张，家庭不和谐等；过劳死：亚健康状态恶化到一定程度可致死亡。中医所言相火上升而导致的失眠、眩晕、口疮、咽喉疼痛等亦属亚健康状态。

日常生活中，脏腑功能失调，气机紊乱（郁结），阴阳失衡，或冒风沐雨后，或过劳过热后，虽无明显不适感觉，或仅感到小有苦处，不如平常，医学检查又无实质性改变，均属于欲病。还有一些疾病早期有不适感觉，但对生活、工作无影响，或接触过疫疠患者感染戾气，尚未发病（潜伏期），也属欲病，即前病未病态或潜病未病态。因此，可以说欲病即是亚健康状态。古人对亚健康状态早有记载及论述，如《史记·扁鹊仓公列传》中所记："扁鹊过齐，齐桓侯客之，入朝见。曰：'君有疾在腠理，不治将深。'桓侯曰：'寡人无疾。'"此是对欲病状态最早、最典型的描述。

欲病和未病是有区别的，未病是尚未发生疾病。欲病和已病也是有区别的，已病是疾病已经发生。欲病是介于健康和疾病之间的一种特殊状态。大体来说，可以分为三类，即潜病、前病、患病，或者说三种阶段。

潜病指机体已受病邪侵犯，体内已有潜在的病理信息，但由于病情隐匿性，尚未显露，几乎无自觉症状，也不易被诊察识别。正如《素问·八正神明论》载："其中人也微，故莫知其情，莫见其形。"但当病理信息积累到一定程度时也可突然发病。如临床上部分无症状性冠心病、隐匿性心肌梗死等患者便是隐而欲发之潜病状态。潜病，因为病情隐晦，病人无自觉症状，就诊者颇少，尚未被广泛接受，而医生若非具备丰富的实践经验和精湛的诊察技术，通常也不能预见于微，辨识其病。

前病指体内的病理信息已经表露，因病情尚轻浅，仅出现个别非特征性的异常变化，即先兆表现，但临床上却不足以构成明确的病证，处于欲病而未作之状态。如《黄帝明堂灸经》曰："凡人未中风时，一两月前，或三五个月前……足胫上忽发酸重顽痹，良久方解，此乃将中风之候也。"前病病情的征兆已现，或病人已觉不适，但由于症状轻微尚未昭著，不能明确地判断其病证，往往在就诊时容易被忽略，从而错失救其于萌芽的时机，致使已病很快发生。

缓病即某些疾病在发作之前的缓解期或休止期，此时也可全无症状，与常人无异，但体内病邪仍存，病根未除，故亦处在病势欲发之状态。如《临证指南医案》指出："夫哮症，亦由初感外邪，失于表散，邪伏于里，留于肺俞，故频发频止，淹缠岁月。"又如《症因脉治》说："外感休息痢之症，暴发热痢而起，后乃久久不愈，或暂好一月半月，旋复发作，缠绵不愈，积滞不除。"此点跟瘥病是有区别的，瘥病是疾病已经完全痊愈。缓病状态是已病过程中的缓解期或休止期，病情明了，医患双方思想上皆比较重视，一般不致误诊。

对于欲病的干预，首先要引起重视，不予以足够的重视，欲病就会变为疾病，危害加大，干预难度增加。《素问·八正神明论》云："上工救其萌芽""早遏其路"。《医学源流论》强调："病之始生浅，则易治，久而深入，则难治。"杨上善说："见微过而救人者，未病之病，疗十十全，故无危殆。"

其次要注重预防。孙思邈指出："消未起之患，治未病之疾，医之于无事之前。"又强调："五脏未虚，六腑未竭，血脉未乱，精神未散，服药必活。"预防的含义，以往陈旧的概念是指主动顺应自然的规律，增强体质，预防疾病和病后调养，避免复发的具体方法。预防的位置在已病之前或者已病之后。目前新的观念，应该是主动适应自然的规律，增强体质，在未病的情况下积极防御，避免发展到欲病状态，而且这一阶段至关重要，对生命质量的影响主要就在于此。预防的位置大步前移，前置到未病之前，前置到欲病之前，如果发展到已病状态，或者病后的恢复，再重视预防，实在是太晚了吧！

再者，对于欲病，不能无为，不能听之任之，要采取干预措施，要采取治疗措施。古人在此已经有所践行。《素问·刺热》云："肝热病者左颊先赤，心热病者颜先赤，脾热病者鼻先赤，肺热病者右颊先赤，肾热病者颐先赤。病虽未发，见赤色者刺之，名曰治未病。"杨上善注曰："热病已有，未成未发，斯乃名为未病之病，宜急取之"。《素问·汤液醪醴论》说："自古圣人之作汤液醪醴者，以为备耳。"《金匮要略·脏腑经络先后病脉证》云："适中经络，未流传脏腑，即医治之。"尚载："四肢才觉重滞，即导引、吐纳、针灸、膏摩，勿令九窍闭塞……病则无由入其腠理。"

对于无证可辨的"隐证"情况，不妨借鉴现代的科学检测技术，从微观上加以分析，通过血液流变学、免疫学、细胞学、微量元素学等，察其毫微，再结合中医理论进行综合辨证，进而有针对性地进行干预。

3. **既病防变**　既病防变指发生疾与病以后，尚有一些未受邪之地，此地容易发生疾病，进而加重，甚至传变，若能早发现、早诊断、早干预，能够及时治愈疾病，防止疾病的进展。在疾病发生、发展、传变的过程中，多会经历一个由浅入深、由轻到重、由单纯到复杂的过程，若能在早期、轻病的状态及时给予干预，中断疾病发生的链条，就会达到早治疗、早预防的目的。正如《素问·阴阳应象大论》所言："故邪风之至，疾如风雨，故善治者治皮毛，其次治肌肤，其次治筋脉，其次治六腑，其次治五脏。治五脏者，半死半生也。"

病后防变包括两个方面，即阻断疾病进展途径与先安未受邪之地。在疾病的发生链条规律中，疾病多由轻到重，由初级到高级的阶段，如卫气营血辨证中，多由卫分证开始，然后气分证，然后营分证，最后血分证，若能在卫分证、气分证的时候及时将疾病治愈，就是截断了疾病的发生途径。六经辨证亦然，脏腑辨证所遵行五行的条件也符合此规律。先安未受邪之地，最早是由清代医家叶天士提出。按照不同的辨证方法，在一脏、一经、一个局部出现病变后，机体出现了一些改变，表现出相应的症状和体征，但是尚有其他脏腑、经络等处于健康的未病状态，称之为未受邪部位，这些部位容易发生疾病，因此早采取预防手段。如见到肝病，就要提前想到顾护脾胃；见到温热病以及胃阴受损时，就要提前保护肾阴。

人之未病思想是与生俱来的，是人的一种潜在本能。但是，随着科技、生活水平的提升，人们增添了诸多的不良行为习惯，这些习惯会不同程度地影响健康。摒弃这些习惯，及早树立未病的观念，不生病，少生病，生小病，早治病，将疾病消灭在萌芽状态，有着重要的意义。众所周知，从卫生经济学角度而言，用一元钱来进行健康保健等同于用一千元来进行治病。先贤朱丹溪早有此认识，言："与其救疗于有疾之后，不若摄养于无疾之先。盖疾成而后药者，徒劳而已。是故已病而不治，所以为医家之法，未病而先治，所以明摄生之理。夫如是则思患而预防之者何患之有哉？此圣人不治已病治未病之意也。"

4. 病瘥防复 瘥即疾病的康复。《续世说·夙慧》云："患既未瘥，眠也不安。"常言"久病初瘥"，又有治愈疾病的意思。《水经注·沔水》云："泉源沸涌，冬夏汤汤，望之则白气浩然，言能瘥百病云。"瘥病指疾病康复后的一个阶段的总体状态。此阶段疾病初愈，是机体阴阳平衡功能尚未稳定巩固的阶段，此时邪气未尽，正气未复，若不注意调摄，极易病复。故而《素问·热论》中云："帝曰：发病已愈时有所遗者，何也？岐伯曰：若此者，皆病已衰，而热有所藏，因其火气相薄，两热相合，故有所遗也！帝曰：治之奈何？岐伯曰：视其虚实调其逆从，可使必已矣。"

疾病初愈，病体在经受正邪激烈抗争之后，虽正胜邪退，但在全力御敌之后，也已虚弱疲惫，以致津液耗散，气血虚少，精髓亏损，脏腑功能失调。正如《伤寒溯源集》中说："大病新瘥，如大水浸墙，水退墙酥，不可轻犯。"叶天士有言："炉烟虽熄，灰中有火。"

瘥病的主要特点是虚弱，可以将之归为"虚证"范畴。瘥后多气血不足，脾胃不健，又有余邪未尽，隐患尚存，此时病体急需养精蓄血；调正修复。《黄帝内经》指出"虚者补之"，"损者益之"，"形足不者温之以气，精不足者补之以味"。故而，补益之法是瘥病的主要调理特点。

《黄帝内经》云："邪之所凑，其气必虚。"正因为瘥病的虚弱的特点，诸般病因均可以导致瘥病的复发，比较常见的有食复、劳复、房复、怒复等。

（1）**食复**：热病初愈，"肠胃虚弱""纳谷太骤"，"谷气与热气两阳相搏"，"虚中之实也"，可致食滞内停，身热复作，甚至迁延难愈，则名食复。《素问·热论》云："诸肴所遗者，热甚而强食之，故有所遗。"又指出："病热少愈，肉食则复，多食则遗，此其禁也。"《伤寒论·辨阴阳易差后劳复病脉证并治》中也说："病人脉已解，而日暮微烦，以病新差，人强与谷，脾胃气尚弱，不能消谷，故令微烦，损谷则愈。"《温疫论》中说："若因饮食所伤者，或吞酸作噫，或心腹满闷而加发热。"因此，病人思食者，先进清粥汤，次进浓粥汤，亦须少少与之，切勿任意过食，盖热病热退之后，胃气尚虚，余邪未尽。若纳谷太骤，每多不及消化，余邪加食滞而复发热者。

（2）**劳复**：瘥后体虚，应以静养为务，若劳累过度，即会导致疾病复发。正如吴又可《温疫论》所言："疫邪已退，脉证俱平，但元气未复，或因梳洗沐浴，或因多言妄动，遂至发热，前证复起。"吴坤安所说："伤寒新差，稍加劳动，其热复作。"张仲景《伤寒论·辨阴阳易差后劳复病脉证并治》指出了瘥后的治疗方法："大病瘥后，劳复者，枳实栀子豉汤主之。"万潜斋《寿世新编》强调了瘥后患者要少言，最好少接待访者，云："凡有问疾来者，勿得与之相接，一人相接，势必人人相接，多费语言，以耗神气。心所契者，又因契而忘倦；心所憎者，又因憎而生嗔，甚或坐盈一室声起谈风，纵而耐烦，又不敢直辞以去，嗟乎，病人力克几何而堪，若此，恐不终朝而病已增剧矣。"

（3）**房复**：房复者，指热病初愈，恣行房事，邪热复炽而致复病。《伤寒论》指出房复者："其人身重少气，少腹里急，或引阴中拘挛，热上冲胸，头痛不欲举，眼中生花，膝胫拘急者。"庞安时云："新瘥后，精髓枯燥，切不可为房事，犯房事劳复，必死。"

（4）**怒复**：情志因素是重要内因致病因素，喜怒忧思悲恐惊均会导致疾病的发生，对于瘥后的患者，尤其应该忌讳愤怒。瘥后怒气伤肝，相火暴发，余热复作，见身热胸闷、心烦懊憹、气逆喘呼，甚则胁痛、呕血。

（5）**感复**：热病后正气不足，腠理疏松，卫气不固，六淫外邪易乘虚而入，导致感复发热。

（6）**自复**：若疫邪未尽，其病无故而复者，此名自复。

瘥后失治，易致变证丛生，久病不愈而精血亏虚，各种生理功能紊乱。宋代郭雍明确指出瘥后复病的危害："盖大病之后，脏腑气血不与平日同也……盖一劳复之后，必困于前病时，再复之后，又困于一复时，况有三复四复，殆不甚其用矣，是以往往以病复而死。"故而需要瘥后防复。

瘥后防复是指在病愈或病情稳定后加强预防，防止疾病复发，在康复初期，余邪未尽，正气未固，外邪易再次入侵导致疾病反复发作。瘥病，与健康的未病状态或是尚未传变的已病状态均有所不同，瘥后防复亦属于治未病范畴。

瘥后防复立足于"扶助正气、强身健体、防止疾病复发"的思想，按照"调摄为主，治疗为辅"的基本原则；在疾病初愈后，采取适当的调养方法及保健手段，着力祛除留滞未尽之余邪，恢复机体气血精神、脏腑功能，促使机体完全恢复健康状态，防止疾病的复发。人在疾病初愈时，具有"正气耗伤、正虚邪恋、阴阳未和"的特点，此时所有治疗不能戛然而止，而应继续调理正气、清除余邪、慎防诱因。

瘥后防复应该遵循三个原则。一是调理正气，通过精神调养，饮食和药物及中医适宜技术调理以提高人体正气，增强防卫能力。二是祛除余邪，疾病初愈，病邪已去大半，犹未尽祛，正如《素问·热论》中提到"诸遗者，热甚而强食之，故有所遗也"。病热少愈，食肉则复，多食则遗，热病虽然有所缓解，但机体内蕴藏的余热仍然存在，此时如果仅食用肥甘厚味之品，生湿化热，可能会助热生长，使疾病反复。三是慎防诱因。导致疾病复发的一个重要因素是诱因引动，如新感病邪、过于劳累、饮食不慎、用药不当、精神因素等，均可助邪伤正，使正气更虚，余邪复燃，从而导致旧病复发。《伤寒论·辨阴阳易差后劳复病脉证并治》中指出伤寒新愈，若起居作劳，或饮食不节，就会发生劳复、食复之变，提示人们疾病初愈，应慎起居，节饮食，勿作劳，做好疾病的后期治疗与调理，方能巩固疗效，防止疾病复发。

瘥后防复应该注重饮食的调理。《医宗金鉴·伤寒心法要诀》提出："新愈之后，脏腑气血皆不足，营卫不通，肠胃未和，惟宜白粥静养。"庞安常也有"凡病差后，先进清粥汤，次进糜粥，亦须少与之，切勿过食也；至于酒肉，尤当禁忌"之说。王孟英强调："瘥后必小便清，舌苔净，始可吃粥饭……必解过坚矢新粪，始可渐渐而进，切勿欲速，以致转病。"另可配用萝卜、陈皮疏导胃肠；鲜芦根、陈仓米、荷叶粥升清降浊；山楂、麦芽开胃消导。

瘥后防复应该防止不良刺激。人的情志活动，即喜、怒、忧、思、悲、恐、惊与疾病关系十分密切。不良情志因素的刺激对病者的影响是很大的。

叶天士在《外感温热篇》中指出："盖战汗而解，邪退正虚，阳从汗泄，故渐肤冷，未必即成脱症，此时宜令病者，安舒静卧，以养阳气来复，旁人切勿惊惶，频频呼唤，扰其元神，使其烦躁。"吴又可强调"静养节饮食，不药自愈"。

瘥后防复应该避免过劳。温病瘥后，元气未复，余邪未清，过劳则易余热复炽。何廉臣说："不必大费气力，即梳洗、沐浴、多语、更衣之类，亦能致复。"瘥后患者需要酌情治疗，已达到巩固的目标。瘥后咳嗽者，可用清泄余热法；瘥后痰嗽不寐证，可用逐痰和胃法；瘥后知饥不食证，可用芳香醒胃法；瘥后神思不清状，可用清补元气法；瘥后面目肢体浮肿证，可用补阴配阳法；瘥后下血证，可用清络凉血法；瘥后脾胃虚弱、中阳不振证，可用温中补虚法。

孙光荣对于未病及治未病非常重视，并强调对未病的重视是疾病医学向健康医学转化的一个标志，未病理念贯穿于整个临床过程中，并且大力宣扬养生理念和方法，多次多场合进行养生文化的宣教，并践行养生方法。本章节仅是从宏观角度阐述孙光荣的未病思想，其具体的养生操作方法，将在其他章节中详细阐述。

第五节　治未病的对象

治未病的对象包括三种人群，即健康人群、亚健康人群、康复人群。

进入 21 世纪，健康与疾病的预防已成为医学科学研究的重点课题。医学科学研究已不仅是对疾病和治疗研究的科学，更重要的是关于研究人类健康的科学。

随着我国经济社会的发展和进步，人们的物质生活水平有了极大的提高，精神生活水平也提高到了一个更高的层面，健康与长寿成为人们普遍追求的目标。

然而高科技的迅猛发展，给人们的生活条件和生存环境带来了极大的变化，给人类的健康也带来了一定的影响。然而人的生老病死，就如春夏秋冬，花开花落一样，是自然规律，是不可抗拒的自然法则。人们常说，要长命百岁，然而，大自然赐予我们神圣的生理寿命，一般正常人的生理寿命

100 岁左右，人再长寿也很难会超过 150 岁。我们要遵循自然规律，天人合一，与大自然和谐相处，百年之后，无疾无病，就像睡眠一样，悄然离去。

免疫学的迅猛发展，揭示了人类健康的秘诀，自身免疫是人体健康的保证。自身免疫的基本功能就是自我识别、自我排斥、自我修复，就是对大自然对人体侵入的病毒、细菌或体内的有毒细胞因子能识别排斥，吞饮、消化融解，被破坏组织细胞能自我修复，达到自我保护作用，保证了人体的健康。然而随着寿命的延长，人 60 岁以后各个组织器官开始退化，开始衰老，必然走向自然死亡，这是任何人都无法抗拒的。过去，投了大量的资金，研究对疾病的诊断认识和治疗，而对健康与疾病不同状态的研究投入显得十分薄弱和无力。因此，对健康的研究，对疾病复杂性的认识具有十分重要的现实意义。要想保持人体健康，必须对疾病的潜在因素及时加以清除，以确保人体健康，因此，中医治未病已成为 21 世纪预防医学的重点课题。

一、健康人群

所谓健康人群，从西医学解释，人体各器官系统发育良好，功能正常，体格健壮，精力充沛，并且有良好的劳动效能状态。通常用现代化的检查仪器进行人体测量和各种生理指标来衡量，均在正常数值之内，称之为健康。世界卫生组织（WHO）也明确指出一个自然人需要躯体健康、心理健康、社会良好的适应能力、道德健康和生殖健康五个方面都具备，才能称得上是健康。近年来，对健康人群又有了更进一步的认识。健康是指躯体的、心理的、社会的、人际的适应良好和精神道德上良好的完满状态，而不是指没有疾病或没有人体不适感，更不是指仅仅是体格健壮。

近年来，世界卫生组织对健康的定义做了多次修改，并做出了如下定义，即健康不仅仅是没有疾病和衰弱，而是身体的、心理的、精神的和社会适应性的完满状态。这就是说，健康不仅是身体没病，还包括了精神和社会的适应性完满，即体格健壮、心理健康与社会适应性良好三者具备，才称得上健康。

实际上，健康人群、亚健康人群、康复人群，其界限并非十分严格的，也并非一成不变的，它们是处于一种动态平衡状态，它们之间是互相渗透、互相影响的。在一定条件下，它们会相互转化的。

人群好比是一个金字塔。塔尖常是健康人群，统计数据显示约占人群的

10%～15%；亚健康人群是塔中间部分，约占人群的65%～70%；康复人群是塔的底部，约占10%～15%。

处于完全健康的人群是少数人群，多数人处于亚健康状态和康复状态。

统计学显示，目前有上万种疾病在威胁着人类的健康，再加之生存条件变化和生存环境恶化，因此，就每一个自然人而言，健康只是相对而言，绝对健康的人是没有的。由于科技的飞速发展，使人类健康得到了一定的维护。特别是人的寿命，也在不断延长。就我国而言，中华人民共和国成立初期人均寿命在40岁左右，中华人民共和国成立后近70年，人均寿命逐年延长，现人均寿命已达到76岁左右。然而生老病死，是自然法则，任何人是无法抗拒的，但是通过科技手段，提高健康水平，延长人的寿命是可以办到的。预防疾病的发生，增强人的健康体质，积极进行自我防护，健康的养生，对于提高人们的生存质量，提高人的健康体质有着极其重要的意义。

传统医学对健康人群有着比较完整的认识，健康人群是指健康未病状态，即机体尚未产生病理信息。

中医对健康、无病和疾病有着自己独到的认识。就健康而言，"健"字最早指形体强壮强盛，因此有健身健壮的意思，而"康"字是指心态坦荡、愉悦、康宁、康泰。我国古代的健康观，就包括了身心健康。中医学认为，形与神是生命的基本要素。"形"是指人的形体，包括了人的五脏六腑各器官生态的阴阳平衡功能正常。"神"是指人体生命活动的总称，也就是人的精神状态。所谓健康包括心理功能和生理功能，人的生命是肉体的（形）与精神的（神）的统一体，就是人体和形神的统一。人的生命活动与社会自然环境维持在一种动态的相对平衡的状态中，因此健康是动态的、可调的，人体的各器官阴阳平衡状态，就是处于健康状态。健康的本质就是人与自然、心与身、气与血的平衡和谐。

自古以来，中医对健康状态提出自己的标准。这些标准与目前国际标准细分析起来没有两样，只是比世界卫生组织提出的标准更准确、更全面。

中医指出，人的生命活动，必须保持气与血的和谐、阴与阳的和谐、情志（七情）的和谐、人与六淫（风寒暑湿燥火）的和谐（也就是与大自然的和谐）。具体讲，有10条标准，表明人处于健康状态。即：

（1）双目有神：说明精充气足，神旺、脏腑功能良好。《黄帝内经》说："五脏六腑之精气，皆上注于目而为之精。"

（2）脸色红润：古人说"十二经脉，三百六十五络，其血气皆上于面"，因此面色是气血盛衰的"晴雨表"。脏腑功能良好，气血充足则脸色红润，气血亏则面容没有光泽。

（3）声音洪亮：肺主气，肺气足则声音洪亮，肺气虚则声音低弱无力，故声音的高低取决于肺气充足与否。

（4）呼吸匀畅：《难经》指出："呼出心与肺，吸入肝与肾。"可见，呼吸与人的心、肺、肝、肾关系极为密切。只有呼吸平稳，从容不迫，证明脏腑功能良好。

（5）牙齿坚固：中医认为"肾主骨"，齿为骨之余。牙齿是骨的一部分，与骨同源，齿健说明精气充足。精髓不足，则牙齿松动，甚至脱落。

（6）头发润泽：中医认为"肾者其华在发"，"发为血之余"。头发的生长与脱落、润泽与枯槁，不仅依赖精气之充养，还有赖于血液的濡养。健康的人精血充盈，头发润泽，反之精血亏虚时，头发易变白脱落。

（7）腰腿灵便：腰为肾之府，肾虚则腰乏力。膝为筋之腑，肝主筋，肝血不足，筋脉失于濡养，则四肢屈伸不利。灵活的腰腿和从容的步伐是肾精充足、肝血旺盛的表现。

（8）形体适宜：保持形体匀称，不胖不瘦。标准体重＝身高（cm）－100（女性－105）。中医认为，胖人多气虚、多痰湿，瘦人多阴虚、多火旺，过瘦或过胖都是病态反映，很易患糖尿病、咳嗽、中风等病。

（9）记忆力好："脑为元神之府"，"脑为髓之海"，"肾主骨生髓"，脑是精髓和神明高度汇聚之处，人的记忆全部依赖于大脑功能，肾中精气充盈，则髓海得养，表现为记忆力强，理解力好。

（10）七情平和：喜、怒、忧、思、悲、恐、惊，七情变化，反映着机体的精神状态，七情能正常表达则身体健康。七情过度表达则直接伤及五脏，怒伤肝，喜伤心，思伤脾，悲伤肺，恐伤肾。因此，日常产生的各种情绪，正确对待，善于调节，才是健康的表现。

世界卫生组织对健康提出的 10 条标准，即：

（1）精力充沛，能从容不迫地应付日常生活和工作。

（2）处事乐观，态度积极，乐于承担任务而不挑剔。

（3）善于休息，睡眠良好。

（4）应变能力强，能适应各种环境的变化。

国医大师 孙光荣 论中医养生

（5）对一般感冒和传染病具有一定的抵抗能力。

（6）体重适当，形体匀称，头、臂、臀比例协调。

（7）眼睛明亮，反应敏锐，眼睑不发炎。

（8）牙齿清洁，无缺损，无疼痛，牙龈颜色正常，无出血。

（9）头发光泽，无头屑。

（10）肌肉、皮肤富有弹性，走路轻松。

由上可见，中医的标准与世界卫生组织的标准是十分吻合的。

和谐充分显示了数千年传统文化的内涵，内容深刻。因此健康人群，必须做到人与自然的和谐，适应自然，顺其自然，"形""神"保持平衡状态才能健康生存，自然老去。

健康人群养生提示

（1）充分的睡眠，睡眠对于任何一个生命个体来说，都是不可缺少的营养要素，人每天必须保持充分的睡眠，才能保持身体健康。

（2）科学健康合理的饮食，这是健康生存的首要条件。

（3）切合实际的体育锻炼，如散步、游泳、打太极拳等，这是保持机体功能的重要条件。

（4）保持良好的心理状态，要融入社会的各项活动中。

（5）起居有常，不妄作劳，劳逸适度。

二、亚健康人群

顾名思义，亚健康人群就是仅次于健康人群的群体。亚健康这个词对于现代人来说是极为熟悉的。按照科学的说法，亚健康是介于健康与疾病之间的一种生理功能低下的状态，也就是我们常说的"慢性疲劳综合征"。其表现为一定时间内的活力降低，机体功能和适应能力减退的症状，但又不符合西医学有关疾病的临床亚临床的诊断标准，被称之为亚健康状态。

20世纪80年代，亚健康概念由苏联学者N·布赫曼首先提出，标志着对疾病的策略从治疗转向预防的一个根本性转变，被誉为20世纪80年代后半期的医学新思维。由于亚健康是近年来国际医学推出的新概念，目前还没有规范的确切定义。但可以明确的是，亚健康是机体处于疾病与健康之间的非正常状态，是介于健康与疾病之间连续过程的中间阶段，它包括无临床症状或症状感觉轻微，但已有潜在病理信息，它本身拥有广泛的内涵，是人们在身心情感方面介于健康与疾病之间的低质状态及体验，它是各种现代医疗仪器设备检验无法确诊意义的阴性结果，却呈现出生命活动降低，生活社会适应力不同程度减退的一种状态。实际上，很多人在明确诊断疾病的很长一段时间已处于机体的代偿期，勉强处于良性循环。在此基础上一但遇到各种诱因，就会进入失代偿期，陷入恶性循环成为慢性疾病。亚健康虽然没有明确的疾病，但已出现精神活力和适应能力的下降，如果这种状态得不到及时纠正，结果是很严重的，很容易引起身心疾病。比如，心理疾病、消化道疾病、心血管疾病、性能力下降、易疲劳、注意力不集中、心烦意躁、失眠、心慌胸闷、食欲不振、腹泻便秘等症状。然而，经过慎重的检查，无器官方面的问题，主要表现为功能方面的降低。但是如果遇到意外的刺激，如熬夜、发脾气、生闷气或高度紧张等应激状态下，易发生猝死，也就是过劳死。所谓"过劳死"是一种综合性疾病，是指在非生理状态下劳动过程中，人的正常工作规律和生活规律遭到破坏，体力疲劳累积并向过劳状态转移，使血压升高、动脉硬化加剧进而出现致命的状态。

哪些人属于亚健康人群呢？符合下列情况者属亚健康人群：

（1）精神负担过重的人。

（2）脑力劳动繁重者。

（3）体力劳动负担较重的人。

（4）人际关系紧张造成心理负担较重的人。

（5）长期从事简单机械化工作的人（缺少外界的沟通和刺激）。

（6）心理压力大的人。

（7）生活无规律，饮食不规律，吸烟、酗酒的人等等。

上述人群如果心理承受能力较强及时调整状态，随时化解压力，就不会积劳成疾。反之，精神压力长时间积蓄，大脑超负荷运转，妨碍了大脑细胞对氧和营养的及时补充，使内分泌功能紊乱，交感神经系统兴奋过度，自主神经系统失调就导致脑疲劳，从而引起全身的"亚健康"症状。

亚健康与哪些因素有关呢？

目前，亚健康状态与心理、生理、社会环境因素相关。它们会导致机体的神经系统、内分泌系统、免疫系统整体协调失衡，功能紊乱。

（1）心理因素：亚健康的发生，与个性、性格等心理因素有关。不良个性的人往往有不合理信念和认知方式，由于心理不健康往往对社会的变革适应能力较差，常出现易怒、易激动、焦虑、烦躁等负面情绪，亚健康状态就容易出现。

（2）生理因素：生理亚健康是指人体各生理系统出现功能紊乱、衰退或综合能力下降，精神不振，体力透支。表现为：

神经系统：头晕、头痛、失眠多梦，记忆力减退，精神不振等。

循环系统：心悸胸闷，胸部隐痛，临界高血压，高血脂等。

消化系统：食欲不振，胃部隐痛，腹胀，消化不良，便秘等。

呼吸系统：憋气、气短、喉部干涩或堵塞感。

感官系统：耳鸣，听力减退，眼干涩，酸胀。

代谢系统：体重超标，肥胖或偏瘦，无汗或自汗。

免疫系统：抵抗力下降，易感冒或易患其他疾病。

运动系统：动作迟缓，肌肉酸痛，关节运动欠灵活。

内分泌系统：临界甲状腺功能亢进，高血糖或低血糖。综合体能、工作效率低，极易疲劳，体力透支，手足冰冷，体质虚弱，性功能减退，自然衰老加速。

以上种种是亚健康的重要生理功能紊乱表现。

（3）社会因素：当前科技的迅猛发展，人与人之间竞争力越来越明显，人际关系不协调，家庭关系的变革等等，特别是中年男性承担着较大的工作和生活压力，如不能顺其自然，亚健康就很容易发生，症状比较严重的会出现对工作、对周围环境产生一定的恐惧。

（4）不良的生活方式

1）熬夜：人体的生物钟应顺应自然，日出而作，日落而息。现代人特别是青壮年工作压力大，晚上应酬多，不能按时起居，经常熬夜，长期如此，破坏了生物钟的和谐，会造成内分泌的紊乱，影响人体健康。

2）饮食的不合理：随着人们生活条件的改善，高热能、高脂肪的获取量增多，造成肥胖，高血糖、高血脂、高血压的人群增多，严重影响了人的健康。

3）运动量的缺乏：生命在于运动，有运动才会有机体各方面的协调，五脏六腑才能正常工作。如果不运动，机体功能会受到一定的影响，就会一步步走向亚健康和疾病。

中医是如何认识亚健康的？

中医学认为，亚健康往往是人体的阴阳失衡，脏腑功能失调的初始状态；亚健康的发生是由先天不足、劳逸过度、起居失常、饮食不当、情志不遂、居处不慎、年老体衰等因素，引起机体的阴阳失衡，气血失调，脏腑功能的失和所致。

中华中医药学会在 2006 年组织起草发布的《亚健康中医临床指南》中将亚健康定义为：亚健康是人处于健康和疾病之间的一种状态。处于亚健康状态者，不能达到健康标准，表现为一定时间内活力降低，功能和适应能力减退的症状，但不符合西医学有关疾病的临床或亚临床诊断标准。亚健康状态不是局部的，而是全身状态的一种表现，中医学对亚健康的认识比较早，古代医学圣贤就提出医学的目的，首先是"消患于未兆"，"济羸劣以获安"，其次才是治病，所谓"未兆"就是未有显著疾病征兆之时，所谓"羸劣"就是虚损或不太健康，但不一定有病，这正是我们所说的亚健康状态。

中医学和西医学对亚健康状态的认识，同出一辙。中医学把亚健康归纳为身体亚健康、心理亚健康、情感亚健康、思想亚健康和行为亚健康等 5 个方面。

（1）身体亚健康：表现为个体到自己身体某些不舒服，乏力困倦，肌肉酸痛，失眠憔悴，功能下降，或功能紊乱。

（2）心理亚健康：表现在心理上，是人们走向失败甚至犯罪的内在根由。

（3）情感亚健康：表现在情感上，如冷漠、无望、疲惫、呆板，以及婚外情、早恋等。

（4）思想亚健康：是指人们在世界观、人生观、价值观上存在不利于自己和社会发展的偏差等。

（5）行为亚健康：是指行为上的失常无序不当等。

造成亚健康状态的主要原因有：

（1）生活和工作节奏加快，心理和社会压力加重造成的脑力和体力的透支。

（2）人体的自然衰老。

（3）饮食不规律，长期处于紧张状态和睡眠不足。

（4）人体生物周期的低潮期。

亚健康可见于中医学的郁证，以及心悸胸痹、不寐头痛、眩晕、疲劳等病症中，多属于杂病范畴。多数中医学者认为引起亚健康状态的原因主要有以下几个方面：七情内伤、饮食不节、起居无常、劳逸无度、年老体衰、体质偏颇。

据世界卫生组织大样本的调查显示，真正健康的人只占总人口的 5% ~ 10% 左右，处于亚健康的人占 70% 左右，处于康复状态的人占 15% 左右。

社会的竞争和变革，使现代人的精神压力越来越大，不良的生活方式，环境的严重污染，以及各种不良的精神心理因素的刺激，加之某些遗传因素均能诱发或直接导致亚健康的发生。因此，医者的主要责任就是采取积极有效方法干预和预防，避免从健康状态发展成为亚健康状态，从亚健康状态发展到疾病。

亚健康人群养生提示

（1）未病养生，防病于先：未病之前先预防，避免疾病的发生，这就是对健康未病的治疗原则。

（2）欲病未发，防微杜渐：疾病症状未出现之前，采取措施治病于初始，避免症状越来越多。

（3）已病早治，防其转变。

（4）科学调理饮食，多食蔬菜水果，适当少食辛辣肥腻之品，注意禁烟少酒。

（5）起居调养：保持充足规律睡眠，避免不良环境刺激。

（6）情志调理：树立正确的人生观，积极乐观向上。

（7）体质调理：注意体质锻炼，选择适合个人锻炼的项目，坚持持久，劳逸适度。

三、康复人群

康复人群系指已病的人群，经各种医学手段，使疾病得以临床治愈，逐步恢复健康状态的人群。具体地讲就是，躯体的各个器官及部位因阴阳失衡，造成脏腑功能障碍或因传染性疾病经治疗处于恢复期；或因急性外伤造成器官或躯体的某一部位损伤，经治疗逐步恢复健康状态；或是老年人群高发的高血压、糖尿病、关节病、心血管疾病，经治疗处于稳定阶段的人群。或者说：由于损伤以及急慢性疾病和老龄带来的功能障碍者，先天发育障碍的残疾者，所谓功能障碍是指躯体、心理不能发挥正常功能，这可以是潜在的或现在的，可逆或不可逆，少部分的或完全的，可以与疾病并存，或为后遗症者。因此，康复人群涉及临床各专科。康复介入的时间，不仅在功能障碍以后，而在功能障碍出现之前，即所谓的预防康复。根据医学统计数字显示，康复人群基本上占人口总数 15%～20% 左右。

康复医学是世界卫生组织定义的与预防医学、临床医学、保健医学并列的第四类医学，是一门以消除和减轻人的功能障碍，弥补和重建人的功能缺失，设法改善和提高人的各方面功能的医学学科；也就是功能障碍的预防、诊断、评估、治疗、训练和处理的医学学科，是西医学预防临床治疗、康复"三位一体"的重要组成部分。康复医学也就是一个帮助病患或残疾人，在其生理或解剖缺陷的限度内和环境许可的范围内，根据其愿望和生活计划，促进其在身体上、心理上、社会生活上、职业上、业余道德上和教育上的潜能得到充分发展的过程。

中医的康复医学，是根据康复人群的特点，是在现代中医"康复"概念的基础上，通过对中医临床学和中医养生学中有关功能康复的内容进行整理提高后，建立起来的新的中医学科中的一个分支，其理论基础是中医学的基本理论，以阴阳五行学说为基础，以中医整体观念和辨证论治为指导，在强调整体康复的同时，主张辨证康复。在这一理论指导下，创造出中药、针灸、按摩、熏洗、气功、导引、食疗等行之有效的康复方法。治未病的康复预防观，也是来源于中医养生学，在康复预防中"未病先防"可预防病残的发生，"已病防变"则可通过早期康复诊断和康复治疗，以防止病残的恶化和再次致残。

实际上，朴素的康复概念早在千百年以前已经萌生，现代康复医学所采用的某些治疗手段（如医疗体操、按摩、热疗等），是在古代一些传统治疗方法的基础上发展起来的，它的研究对象主要就是伤病后造成的功能障碍和能力受限的伤残者，以及老年人当中活动功能受限者。

随着社会的进步，人口的老年化进程不断加快，其中有各种各样疾病的人口占 68%，已成了 21 世纪保健对象的主流，这是一个不可忽视的问题。据权威资料显示，我国糖尿病患者已达 1.1 亿，高血压患者达 3.3 亿，这是一个庞大的康复人群。因此，全国卫生与保健大会强调，中国卫生保健事业要实现从"以防病为中心"向"以健康为中心"的转变，这是具有历史意义的决策。

当今时代，人类的疾病谱已趋向老年化、慢性化、障碍化。因此，以恢复功能活动为主的康复医学已成为治疗疾病的重要方法。中医学在此领域中有着不可比拟的优势。中医康复理论包括四个基本观点，即治未病观、整体观、重视内因观、辨证观。

1. **治未病观** 不治已病，治未病，是中医学治疗疾病的主要原则。传统康复医学的"治未病"包括：对先天性疾病的预防，对具有诱患因素人的预防性康复，对已残病人的康复治疗。

2. **整体观**

（1）人体整体观：中医学认为，人是依靠经络将全身脏腑肢体、五官九窍等联结而成的一个完整有机体，各脏腑组织不仅要发挥各自的功能，脏腑间还要有相辅相成的协同作用和相反相成的制约作用，这样才能维持正常的生理平衡。康复治疗不仅有功能障碍的局部，还包括与之相关的脏腑器官，后者比前者更为重要。

（2）形神一体观：传统的康复医学十分重视神气在治疗中的作用。形与神是相互为用的统一整体。"恬惔虚无，真气从之，精神内守，病安从来。"这种养神以治病的观点与现代康复医学中的精神疗法是相应的。

（3）天人一体观：人与天地相应，人类的生存依据自然万物，自然界的变化直接或间接地影响人体，古代医学家重视用自然界的万物，如利用日光、泉水治病，利用自然的药物治疗疾病及食物疗法都渗透着天人相应观。

（4）社会人一体观：人生活在社会中，社会的变革可影响人的健康，如地位的变化、家庭的变化、贫富的变化都会影响人的心理健康。

3. **重视内因观** 中医学特别重视人体内在因素，认为"正气存内，邪不可干"。人类防病、延年益寿的关键在于正气的充实。传统康复医学中，针灸、推拿、气功、导引等治疗方法，都是以调整体内正气而达到治病的目的。

4. **辨证观** 人与自然环境、社会环境是相互联系的，不同地点、时间及患者机体的反应性不同，或处于不同发展阶段，在诊断及康复治疗中应选取相应的方法、剂量等，不能一概而论。

在中医理论的指导下，创造了许多特色的康复疗法，包括传统的肢体运动功能训练、传统的作业疗法、传统的体育康复疗法、气功康复疗法、自然疗养康复法、针灸康复法、按摩康复法、饮食康复法、药物康复法、传统康复护理法。这些康复方法，自古至今的临床实践已经证明疗效是确切的，对治未病发挥不可替代的作用。

康复人群养生提示

（1）精神养生：淡泊明志，宁静致远，既是人生格言，也是精神养生大法。要调和节制情感，防止七情过度，保持心理平衡。注意情感宣泄，防止过度压抑，要适时把不良的情绪宣泄出去。避开刺激源，以转变情感投向，改变不良情绪的注意力。也可以采取运动移情法，通过运动改变人的走向，根据个人身体状况，采取不同的运动方式，如爬山、跑步、散步、游泳、打太极拳等，可以疏通气机，畅气血，化解或发泄不良情绪，以保持心情愉快，精神饱满。

（2）饮食养生：科学合理的膳食是养生的关键，很多疾病都是吃出来的，中医养生是以阴阳平衡作为出发点的。饮食应选择有利于体质的阴阳平衡。比如老年人体质相对偏虚，饮食就得多加注意，应以多稀少稠、多软少硬、多熟少生为主，这样有利于消化吸收，不仅可以保护胃肠，而且各种营养素得以充分吸收利用。

（3）运动养生：生命在于运动，运动是维持和促进人体健康的基本因素，运动锻炼可增强机体的各项功能。适当的运动锻炼，可以达到增强体质和改变偏颇体质的目的。值得强调的是，运动养生还包括勤动脑，如多看书、多思考，使两个大脑半球得以调剂。

第六节　治未病的原则

从古至今，治未病思想一直贯穿于中医养生和防治疾病的实践之中，并且形成了体系完整、内容丰富、实用有效的理论和方法。治未病是中医理论体系中的重要组成部分，是中医特色和精髓的重要体现。治未病的原则和中医的基本理论和原则一脉相承，概括起来包括法于阴阳、整体观念、辨证（质）论治等。现就有关原则分述如下。

一、法于阴阳

中医认为，阴阳是天地万物变化的纲领，既是生命开始的本源，也是维持生命活动的动力，健康的维系、疾病的防治，都应基于阴阳平衡的法则。阴阳失调是疾病的基本病机，因而调整阴阳，补其不足，损其有余，使之保持或恢复相对平衡，达到阴平阳秘，是防治疾病的基本原则。

中医"治未病"的根本目的就在于维护阴阳平衡，守之则健，失之即病。正如《黄帝内经》开卷首篇道："上古之人，其知道者，法于阴阳，和于术数，食饮有节，起居有常，不妄作劳，故能形与神俱，而尽终其天年。"阴有所藏是人体生命活动的物质基础，阳气充盛是功能活动表达的前提条件，阴精阳气协调平衡，乃人体身强体壮、气血功能正常的基础。《伤寒论》第五十八条云："凡病，若发汗，若吐，若下，若亡血、亡津液，阴阳自和者，必自愈。"生理状态下，人体处于阴平阳秘的状态，才会使各项功能正常，达到精神乃治的境界；病理状态下，无论疾病的缓急、虚实，但凡阴阳能够达到自和的状态，疾病的预后就会向着良性方向发展。所以，平衡阴阳既是维持健康的必要条件，也是防治疾病的主要原则。

治未病必须"法于阴阳"，遵循自然界阴阳二气变化的规律生活，与自然界的阴阳变化协调统一，使精神内守，形体强壮。如《素问·四气调神大论》云："夫四时阴阳者，万物之根本也。所以圣人春夏养阳，秋冬养阴，以从其根，故与万物沉浮于生长之门。逆其根，则伐其本，坏其真矣。"治未病首先应通过望闻问切四诊合参，了解人体阴阳的状态和发展趋向，针对存在的阴阳失衡的具体问题，采用相应手段和方法调整阴阳的平衡，从而实现未病先防、将病防发、既病防变、病愈防复的目的。阴阳偏胜或偏衰是疾病发生发展的基础，治未病就是要预防机体发生阴阳失衡，对于已经出现的阴阳偏胜或偏衰给予及时有效的调整，阴阳偏胜者采用"损其有余"原则调整，如"寒者热之""热者寒之"等；阴阳偏衰者，采用"补其不足"的原则调整，如"壮水之主，以制阳光""益火之源，以消阴翳"等。对阳热偏胜伤及阴者或阴寒偏胜伤及阳者，在清热或祛寒的同时应加以滋阴或温阳的治法；在阴阳失衡的情况下，有时会出现阴阳互损，导致阴阳两虚，此时应采用阴阳双补的原则，"阴中求阳"或"阳中求阴"，所谓"阳得阴助而生化无穷，阴得阳升而泉源不竭"。

二、整体观念

整体观念是中医的重要特色和原则，治未病也必须遵循这一基本原则。中医学既重视人体自身的统一性和完整性，同时也强调人与自然、社会的相互影响和不可分割的整体性。中医认为，构成人体的各个组成部分之间，在结构上是密不可分的，在功能上是相互协调、相互为用的，在病理上是相互影响的。同时，人与赖以生存的自然环境和社会环境之间密切相关，人体的生理功能和病理变化都必然受到环境变化的影响。中医对疾病的预防和治疗，总是从整体的角度出发，将人体视为一个与环境息息相关的整体来看待。人体某一局部发生的病理改变与全身脏腑、气血、阴阳的盛衰，与外在环境之间有着密切的关系。《素问·宝命全形论》说："人以天地之气生，四时之法成。"明代医家张景岳说："春应肝而养生，夏应心而养长，长夏应脾而养化，秋应肺而养收，冬应肾而养藏。"这些论述均说明，人体必须适应四时阴阳的变化，与外界环境保持协调，才能保持脏腑气血的功能活动正常。治未病就是要遵循这一原则，重视外在环境对人体健康的影响，"和于阴阳，调于四时"（《素问·上古天真论》），顺应天气环境的变化，起居规律，劳逸有节，寒暖适宜，心态平稳，才能在未病状态下不易患病，在疾病状态下有利于康复。《道德经》还提出："人法地，地法天，天法道，道法自然。"人既受命于天地之间，又与天地之自然万物共同处于宇宙之间，二者之间相互影响、协调共存。《吕氏春秋·尽数》亦提出："天生阴、阳、寒、暑、燥、湿，四时之化，万物之变，莫不为利，莫不为害。圣人察阴阳之宜，辨万物之利以便生，故精神安乎形，而年寿得长焉。"也就是说，人主动地根据自然变化的规律进行调摄，趋利避害，就能长寿。故顺应天气而天人合一、法于阴阳而和于术数，乃治未病之上策。

自然界春、夏、秋、冬四时变化规律为生、长、收、藏，人体脏腑的气血精液也按照此规律而浮于体表或藏于体内，具体的内容见于《素问·四气调神大论》之"春三月，此谓发陈……夜卧早起，广步于庭，被发缓形，以使志生……此春气之应，养生之道也……夏三月，此谓蕃秀……夜卧早起，无厌于日，使志无怒……此夏气之应，养长之道也……秋三月，此谓容平……早卧早起，与鸡俱兴，使志安宁……此秋气之应，养收之道也……冬三月，此谓闭藏……早卧晚起，必待日光，使志若伏若匿……此冬气之应，养藏之道也"。春夏之时，人体的阴阳气血津液顺应自然规律多运行布散于体表，故体内阳气相对不足，容易出现腹泻等症状；秋冬之时主收藏，人体阴阳气血津液多藏于体内，故体内阳气过剩，易出现阳气郁而化火等上火的表现，同时体表阳气不足，容易出现各种痹证，也就有了"春夏养阳，秋冬养阴"的治疗原则。通常自然界存在着五运的更迁、六气的转移，以及春温、夏热、秋凉、冬寒这四季的变化，我们应该"顺四时而适寒暑"，否则"逆之则灾害生"。

整体观念原则还体现在形神合一的理念上。中医"治未病"学说强调形神统一的"治未病"原则。中医认为，人体是一个以心为主宰，五脏为中心，通过经络相互联系，通过气、血、津液、精、神的作用相互影响的有机整体。精神与脏腑气血功能密切相关，形神合一。早在《黄帝内经》时期就已经形成了较为完整的理论体系，认为神明的产生分属于五脏，总统于心。"得神者昌，失神者亡""精神内伤，身必败亡"都在告诉我们，防治疾病必须重视形与神的整体关系，强调形神共养，不仅要求注意形体的保养，而且要注意精神的调摄，只有如此，才能保持健康。为了保持思想活动的健康和防止内在情志刺激因素的产生，必须培养乐观的精神，开阔的胸怀，恬静的情绪。中医学认为，神是人体活动的主宰，神的活动失调是发病的内在依据。实际上，神不仅主导着人体的精神活动，也主宰着人体的物质代谢、能量代谢、调节适应、卫外抗邪等为特征的脏腑组织功能活动。神由精气化生，反过来又支配着精气的活动。人神与形体之间是相互依存、相互影响、密不可分的整体辩证关系。张景岳在《类经》中指出："形者神之质，神者形之用，无形则神无以生，无神则形不可活。"神不能脱离形体，但形体若无神，生命也就结束了。正如《灵枢·天年》所说："神气皆去，形骸独居而终矣。"

整体观念在治未病中的具体应用主要包括三个方面：一是积极主动，顺应自然，充分发挥人的主观能动性，以主动进取的精神去探索和追求人类的健康长寿。古人正是本着这一理念和精神，创造出了许多治未病方术，如调气、导引、存想、咽津、食养、药养、针灸推拿、房中保健等。二是协调内外，内外兼养。正如《册府元龟》所说："内外相养，形神交泰，六疾不生。"《素问·上古天真论》也指出要"外不劳形于事，内无思想之患，以恬愉为务，以自得为功"才能"形体不敝，精神不散"。三是因时之序，顺应天时，通过适时的自身调摄，保持自身的生命节律与自然界四时、昼夜阴阳消长的规律相适应，就能精神调和、形体坚实，不受外界邪气的侵害，从而达到却病延年的目的。四是异法方宜，适应地理。治未病要根据不同的情况，采取不同的保健和预防措施，使人体与所在的地理环境相适应。

三、辨证（质）论治

辨证论治是中医诊治疾病的重要原则和特色，也是治未病应遵循的重要原则。由于治未病的特殊性，有时仅仅辨证是不够的，还应进行辨质，对人的体质进行辨识。证是指对疾病发展过程中，某一阶段病因病机、病理特性的概括，包括了疾病的起因、病变的部位、性质、程度、邪正盛衰关系等，是对疾病本质的把握。质是对个体生命过程中在先天和后天基础上呈现出的综合性的，相对稳定的特质。辨证论治是通过四诊（望、闻、问、切）所收集的资料、症状和体征，通过分析、综合，辨清疾病的原因、性质、部位以及邪正之间的关系，概括判断为某种性质的证候，以此确定相应的治疗方法；辨质则是根据人的身体素质状况而判断疾病的易感倾向或病情发展趋势，演变规律。对于治未病而言，不管"未病"状态的西医学诊断能否成立，中医总能将四诊所收集的资料做出辨证的判断。因此，中医能动态地研究"未病"状态的各个不同阶段，并给予有针对性的干预。

中医学认为，体质状况在疾病的发生、病患的演变和预后等过程中起着主导作用，体质是证形成的物质基础和基本条件。个体体质的特殊性，往往导致机体对某种致病因子的易感性。具有相似性质的事物间存在一种相互类聚、相互亲合、相互同化、相互融合的现象，古人称这种现象为"同气相求"。特殊体质（病理性体质）与相应病邪之间就存在这种同气相求现象。辨证论治与辨质论治相互补充。在辨质论治的过程中，通过分析机体大量的外在表现，了解其生理、病理特点，对其体质状况作出整体性把握。在患者身上，这种外在表现即为机体患病以后出现的各种症状。而对疾病某一发展阶段上的病理概括就是证。在辨证过程中，通过对体质状况的把握，可以大致把握整个个体健康状况或疾病的发生、发展和转归，对健康状况或病情疾病进行更加深入准确的判断。无论个体是处在未病、将病或已病状态，中医总能通过四诊合参，对人体的相关信息进行分析、综合，做出一个有关证候或体质的判断，并以辨证或辨质为依据，制订出干预方案。在治未病过程中，强调人之体质、证候、病位、病期之异同，找准问题的本质，抓住主要矛盾，灵活采取不同治疗方法和措施。

在"治未病"过程中，强调辨人之体质、气质，辨证之部位、属性，辨病之异同，辨病证之异同而实施防治，这一特点应贯穿于"治未病"的整个阶段。具体又分为两种：一种是"同病异治"，在同一"未病"状态中，由于"未病"发展的不同阶段，病理变化不同，所属证候不同，则防治方法不同，如同为鼓胀，属肝病传肾，当治肝防其传肾；属脾病传肾，当治脾防其传肾。另一种是"异病同治"，在不同的"未病"状态，有时可能出现相同或相近似的病理变化，因此可采取相同的方法来防治，如多种热性病恢复期，都可能有热灼津液致阴津不足之证，均可滋养阴津，以防病势复发。

四、综合干预

中医学在整体观念指导下，形成了诸多摄生与治疗法则，和针对养生和康复、预防与治疗的整体调节综合干预方案。如《素问·上古天真论》所谓："法于阴阳，和于术数，食饮有节，起居有常，不妄作劳。"倡导健康的生活方式，纠正不良生活习惯，戒烟、戒酒，合理饮食，形成合理的膳食习惯，保证营养均衡，保持健康的生活习惯和方式，做到起居有规律，避免过度疲劳。无论是健康问题还是疾病问题都是一个多因素、多层面的复杂问题，因此治未病也一定要从多方位、多环节同时入手，采用综合的干预手段，才能发挥良好的效果。综合干预主要包括饮食起居调适、体质功能锻炼、精神心理疏导、针灸推拿导引、药物内服外用等多种手段。

劳逸结合，坚持适度运动锻炼，如步行、慢跑、登山、游泳、各种球类活动，以及打太极拳等适量有规律的运动，有助于增加肺活量，调节血压，改善血液循环，促进消化吸收和新陈代谢，还可转移或减轻焦虑抑郁等不良情绪，有利于预防疾病和促进疾病康复。倡导适宜运动的"小劳之术"，形体宜动，以导引、推拿、调气、咽津等传统"治未病"方法以及各种劳动、体育运动之类形体之动，使精气流通，气血和调，气机顺畅则百病不生。同时主张形宜静养，反对形体过劳，强调"坐不欲至倦，行不欲至劳，频行不已，然宜稍缓"；神宜静养，强调"静则神藏，躁则消亡"。总之，动与静，必须结合，二者必须适度，不能出现单方面的太过或不及，即如《周易》所说"动静不失其时，其道光明"。

中医治未病的方法多数都是天然的。中医重视整体观念、形神合一、辨证论治、动静结合，因人因时因地制宜的灵活多变、丰富多样的综合干预方案，是中医治未病的重要特色和优势。中医综合干预的优势体现在调整不良状态，改善体质，提高人群健康水平等方面。如针灸按摩疗法通过刺激经络腧穴而补其不足，泻其有余，调节脏腑气血，达到调治的目的。如灸百会、四神聪以提神；刺合谷、太冲以止痛，灸足三里以益气补虚。中医学有药食同源的悠久历史，利用食物或配合天然药物，结合具体症状表现进行辨证施食，通过食疗扶正、祛邪以协调阴阳防治疾病。其他如音乐疗法能明显改善失眠、疲乏、体力下降等症状，对情绪低落、易激动烦乱、紧张不安等症状有较好疗效。对身心疾病的治疗包括精神调摄、中药、针灸、推拿、食疗、洗浴、导引吐纳等多种方法的综合调节。

第七节　治未病的方法

"治未病"的方法是在中医"整体观"的指导下，以中医基础理论为指导，强调未病先防、欲病救萌、既病防变、瘥后防复四方面原则，研究人体与宏观世界疾病治疗与预防的科学观点。人作为个体不能完全脱离整体而单独存在，个体与整体是紧密相连、不可分割的。"治未病"主张通过顺应自然规律、起居饮食有度、情志调控有节、配合适当运动及合理的药物保健等多种综合调理方法和手段来扶助正气、协调阴阳，提高机体自身的免疫能力和对外环境的适应能力，以达到"阴平阳秘，精神乃治"的疾病预防目的，通过身心调节使之"虚邪贼风，避之有时"，达到"精神内守，病安从来"的理想健康状态。中医"治未病"强调人体应顺应自然规律的变化而变化，人与自然是一个有机的整体，人身体的生理、病理变化都深受自然的影响，自然的动态变化也必然影响人身体的变化，因此只有顺应四时而养生才能达到阴平阳秘的状态。中医"治未病"还强调个人生活起居和饮食的调控，注重劳逸结合、生活有节、适度饮食、不可暴饮暴食，通过衣食住行的调养达到"正气存内，邪不可干"的目的。"治未病"所采用的主要方法是具有中医特色的养生保健方式，比较有代表性的如精神养生法对心理的调摄，以养心修身培养良好的身心健康，以调志摄神、静心少欲、四时调神以锻炼个人性情和对情绪的调控能力；身心的健康离不开适度的锻炼，治未病强调动静结合的运动理念，人体是在不断运动与休息中达到阴阳平衡的，适度的运动对疾病的预防与养生都是有益的，并能起到事半功倍的效果。中医"治未病"强调合理的食物和药物调养可以促进人体抵抗外邪和扶助正气，中医自古就有药食同源的说法，说明药物和食物如果运用得当可以起到相同的效果，因此中医养生主张在饮食中有原则地加入少量药物，包括饮食物的选择、合理的搭配、制作方法的考究、良好饮食习惯的形成等，从而可以达到阴阳调和的目的。

一、顺应自然

自然气候的变化会对人体的生理功能、病理变化产生一定影响。比如《素问·四气调神大论》中强调"春夏养阳，秋冬养阴"，这是什么道理呢？春夏之季正是风热、暑热之邪气旺盛之际，人体这时皮肤腠理疏松，邪气入侵易伤阳气，导致中阳不振，营卫失和，腠理不固，因此在春夏的时候人体应当适应气候季节的变化，适时适度调护人体的阳气，注意不宜过用辛温发散药物，以免腠理开泄太过，耗气伤阴。当秋冬之季来临之时，人体阳气内守，阴盛阳衰，腠理致密，秋冬之邪以风燥及风寒之邪为主，邪气入侵则易耗气伤阴，此时应以顾护阴精为主，可用养阴润燥之品加以调养。因此，"圣人春夏养阳，使少阳之气生，太阳之气长；秋冬养阴，使太阴之气收，少阴之气藏"。

顺应自然是中医"治未病"思想的结晶，它强调人体应顺应自然四时阴阳的变化，根据不同季节气候特点采取相应养生及预防疾病措施。中医的理论一直认为人与自然是一个有机的整体，人身体的生理、病理变化都深受自然的影响，自然的动态变化也必然影响人身体的变化，因此中医强调"天人相应"的观点。《素问·上古天真论》提到："上古之人，其知道者，法于阴阳，和于术数，食饮有节，起居有常，不妄作劳，故能形与神俱……"这是古人顺应四时养生的原则。现代人由于生活压力及生活环境的变化，往往忘记了人与自然之间的和谐关系。中医认为人作为自然的一部分，应该顺应自然规律的变化而调阴阳，过度劳累、起居无常、身心疲惫都会导致疾病的产生。"春三月，此谓发陈……冬三月，此谓闭藏。"春三月使志生，夏三月使志无怒，秋三月使志安宁，冬三月使志若伏若匿。因此，人体应该根据不同季节的变化顺时调摄情志、养生防病。

二、饮食起居

每个人的饮食起居与疾病的发生及预防密切相关。中医治未病强调"食饮有节，起居有常"。食饮有节主要指饮食要有规律，要有控制。首先，每天的个人饮食要讲究"有洁"，就是要讲究食物的洁净性，不吃腐败或隔夜的食物，要多吃新鲜食材，这对于个人养生十分重要；其次，每日饮食要讲究"有节"，就是每日饮食要有规律、强调适度、合理饮食、不可暴饮暴食或偏食，很多心脑血管病、糖尿病、高血压等慢性疾病就是由于过度饮食或饮食不规律所致，其发病率逐年上升，且呈年轻化发病趋势。不要"以酒为浆，以妄为常，醉以入房"，不良的饮食和生活习惯是百病形成的原因。这些疾病的发生无不跟饮食、起居、作劳无节有着直接或间接的联系。对于病人的饮食则更应注意忌口。有肝病不要吃辛辣食品，辛伤肝；心脏病变，不要吃咸味太重的食品，咸伤心；肾脏病变，不要吃甜食，甜伤肾；脾脏不好，不要吃酸味食物，酸伤脾；肺部病变，不要吃苦的食物，苦伤肺。个人饮食要讲究"有质有量"，"有质"强调饮食要全面，合理膳食，注重食物的质量和安全；"有量"强调饮食注重一定数量，荤素要搭配，不能偏食或厌食。

起居有常是指人的生活方式要有规律，生活饮食、言语、作息、穿着、房舍等等要顺应自然规律的变化，以求健康长寿。白天人体的阳气运行于肌肤腠理之间，推动着人体五脏六腑及机体组织功能的正常运行。白天阳气旺盛，是学习和工作的最佳时机。夜晚人体的阳气内敛而趋向于里，按时休息可使阴阳交替则有利于机体阳气的恢复和运行。古人十分注重顺应季节的变化而起居养生。《素问·四气调神大论》曰："春三月……夜卧早起，广步于庭，被发缓形，以使志生……此春气之应，养生之道也……夏三月……夜卧早起，无厌于日，使志无怒……此夏气之应，养长之道也……秋三月……早卧早起，与鸡俱兴，使志安宁……收敛神气，使秋气平……此秋气之应，养收之道也……冬三月……早卧晚起，必待日光，使志若伏若匿……去寒就温，无泄皮肤……此冬气之应，养藏之道也。"虽然每个人的生活方式有很多种，因人而异，不能做出一个规范统一的标准，但以上的养生方法至今依然值得现代人去学习和借鉴，无论哪种生活方式，只有顺应自然四时气候变化，调饮食，慎起居，适寒温，不妄作劳，精神内守，才能达到养生和治未病的目的。

三、情志调理

人的情感与健康是密切相关的。《素问·阴阳应象大论》云"人有五脏化五气，以生喜怒悲忧恐。故喜怒伤气，寒暑伤形。暴怒伤阴，暴喜伤阳"，阐明了情感是以脏腑之气血的气化功能为物质基础的，反过来又影响气化功能。情志活动若不加以调节和控制，均可使脏腑气血异常，导致疾病，影响寿命。如果说生活方式是影响人类健康的外因，那么精神心理因素就是其重要内因之一。中医学认为精神情志活动与人体的生理病理变化有着密切的关系。《灵枢·邪客》说："心者，五脏六腑之大主也，精神之所舍也……心伤则神去，神去则死矣。"说明心神能统率五脏六腑、五官七窍、四肢百骸，为一身之主宰。"神"是生命的主宰和生命存亡的根本，也主宰着人体脏腑气血运行，卫外抗邪，护卫生命，神气旺盛，又可使人体气血调和、荣卫体内与体表的气脉通畅、脏腑功能正常，促使形体健壮。神气衰微则会导致人体五脏六腑及气血津液运行障碍，严重者神衰则死，因此精神情志活动对人体的身心健康具有重要意义。

中医情志调理就是在整体观念的指导下，通过怡养心神、调摄情志、调济生活等方法，保护和增强人的心理健康水平和增强抗病能力。调养心神，不但能使心强脑健，更为重要的是通过养心调神还有助于调养整个形体，从而达到形与神俱的目标。

1. **未病防变，养神为主** 中医养生保健强调以养神为首要。突然的精神刺激或持续的精神紧张都会使人体的气机逆乱、气血阴阳失调而发病。而心情舒畅，精神愉快则气机调畅，气血平和有利于恢复健康。正如《素问·上古天真论》所云："恬惔虚无，真气从之，精神内守，病安从来。"说明思想上安定清净，不贪欲妄想，使真气和顺，精神内守则疾病自除。人的精神风貌始终朝气蓬勃，可以促进机体的物质代谢、能量代谢，神经体液调理良好，思维敏捷，工作能力提高，免疫力增强。而情绪紧张、性情抑郁、喜怒无常的人，神经体液调理失去平衡，血压升高，血液黏稠度增加，会引起高血压、冠心病、脑中风、胃溃疡等疾病。尤其在充满竞争与挑战的当今社会，人们更多关注的是身体锻炼，而忽略自身的心理养生。调养心神强调的是人们不仅要关注社会和环境因素对身体健康的冲击，同时要把"养心"与个体培养健康文明的生活方式结合起来，努力寻求和达到"身"与"心"的和谐统一。

2. 既病防变，调神为先　人得了病该如何养心调神呢？《灵枢·师传》指出："人之情，莫不恶死而乐生，告之以其败，语之以其善，导之以其便，开之以其所苦，虽有无道之人，恶有不听者乎。"首先，疾病来了我们要在思想上先认识疾病，对疾病具有认真对待的态度，既不轻视忽略，也不畏惧恐慌，要增强战胜疾病的信心并主动配合医生的治疗，医生通过调养和治疗的具体措施帮助患者解除紧张、恐惧、消极的心理状态。此即所谓"说理开导"法。

其次，良好的医患合作是疾病康复的重要举措。医生的治疗必须通过患者的配合才能起作用。若患者讳疾忌医，或不信医，或不从医，或病已入膏肓，则纵使医者医术再高超，也将无能为力，因此这充分体现了调神法的独特性。《素问·汤液醪醴论》曰："今良工皆得其法，守其数……而病不愈者，亦何暇不早乎？岐伯曰：病为本，工为标，标本不得，邪气不服，此之谓也。"就是说，在疾病诊治过程中，医生所采用的各种治疗措施，需要通过患者内环境的调节，才能产生相应的治疗效应，否则难以制邪取效，说明良好的医患合作及信赖是医患精神沟通的桥梁，是疾病得以治愈的关键，其中养神在疾病治疗过程中起到了重要的作用。

四、适当运动

适当运动是中医"治未病"重要的组成部分，是人为了维系生存、繁衍生息、强壮体魄、防病治病，在改造自然和改造自我中有目的、有意识的实践活动，是以增强体质、增进健康为共同目的的养生保健方法。人体的运动与自然界的整体运动密切相关，也与人的自身周身运动密切相关联，是人体生命活动的外在表现。体育运动与治未病皆是从"天人观""整体观"出发，通过"内外合一""形神共养"的手段与方法培养正气、平衡阴阳、疏通经络、调理脏腑，实现"尽其天年度百岁乃去"。

人以健康为本，健康以体质为本。体质平和壮实是健康之源，而体质虚弱偏颇则为百病之因。人的自身体质的好坏强弱，在很大程度上决定个人健康状况。同样，在受到某种致病因素刺激后，是否形成亚健康，形成后是否发病，或是能否自行痊愈，很大程度上也取决于体质的强弱。运动养生是借助身体锻炼，通过活动筋骨，调节气息，静心宁神，来畅达经络，疏通气血，调节脏腑，从而实现强健体质、延年益寿之目的。适当的体育运动是人类维系生存，增强体质，提高生活质量，促进人类健康最主动、最积极、最有益、最有趣的途径，是各类人群永葆健康的济世良方。正如先秦时期《吕氏春秋·尽数》云："流水不腐，户枢不蝼，动也。形气亦然，形不动则精不流，精不流则气郁。""动则不衰"，运动养生"内养正气"（康健形体、调动气血、安定神志、固摄真精），结合"外防措施"（顺四时而适寒暑，和喜怒而安居处，节阴阳而调刚柔；外避邪气，预防致病因素侵袭）是各类人群长期保持"正气存内，邪不可干"的主要手段。

《黄帝内经》中记载的运动养生方法主要有散步、导引、按跷、吐纳、冥想等，应为运动养生的先导。《老老恒言·散步》说："散步者，散而不拘之谓。且行且立，且立且行，须得一种闲暇自如之态。"散步运动可以改善大脑皮质的功能状态，提高大脑皮质的功能，进而又增强大脑皮质对内脏功能的调控，达到养生的目的。《素问·上古天真论》云："其知道者，法于阴阳，和于术数……故能形与神俱，而尽终其天年，度百岁乃去。"其中"术数"主要指导引按跷之术。"吐纳"主要是调整呼吸、吐音等，运用呼吸、发音、吞咽等动作，使内脏发生运动、振动，起到对内脏进行按摩及疏导的作用。《素问·上古天真论》的"呼吸精气"，即以口呼气、以鼻吸气的锻炼方法。呼吸之精气来源于自然界，呼接于地，吸通乎天。所以古人认为调息应很好地把握天地阴阳之气的升降规律，顺自然界大气之升降以调吾身气机之升降出入。《黄帝内经》运动养生的方法中，除散步外，导引、按跷、吐纳、冥想均属于后世气功的修炼方法，往往在运用时是几种方法结合并用。在后世的发展中形成的运动养生方法还有五禽戏、肢体拍打、引导吐纳、自我按摩、太极拳、太极剑和八段锦等，它们对人体的养生保健具有一定作用，对改善局部的血供与营养，调节体内外平衡都具有很好的作用。

五禽戏流派很多，动作繁简不一，健身防病的效果非常显著。五禽戏为导引之术，是以模仿禽兽动作来达到健身目的的方法。其五禽之戏：一曰虎，二曰鹿，三曰熊，四曰猿，五曰鸟。所模仿的五种动物的动作特点各不相同，虎刚健、鹿温驯、熊沉缓、猿轻灵、鸟活泼。经常练习此戏，具有养精神、调气血、益脏腑、通经络、舒筋骨、利关节的作用，可以收到祛病、健身、延年的效果。目前，临床实践证明，高血压、冠心病、神经衰弱、肺气肿、哮喘、消化不良的病人，坚持练习五禽戏，有帮助康复和防止复发的作用。从医疗健身的角度看，五禽戏每一戏的动作都有不同的功效。虎戏，能旺盛精力，充沛脏气；鹿戏，可强肝益肾，增强脾胃功能；熊戏，则能安神壮体，平疏肝火；猿戏，可使人耳聪目明，脑健身轻；鹤戏，可以舒畅筋络，活血易筋。实践证明，五禽戏对于增强体质，提高人体免疫力的作用是明显的，并且对运动系统、心血管系统、消化系统、神经系统等病症，都有一定的疗效。

易筋经大多数动作与呼吸紧密结合，始终采取静力性用力，适于中、青年。形意拳要求动静相间，节奏分明，气力结合，形神统一，沉着稳健，其基本拳法较多，变化复杂，要求"三节""六合""八要"。太极拳集中了中国古代健身运动的精华，是中国目前流传最广的健身运动之一。而八段锦术式简单易记易学，运动量适中，老少皆宜，而强身益寿作用显著，所以一直流传至今，仍是广大群众所喜爱的健身方法。

这里重点介绍一下太极拳、八段锦和气功。

1. **太极拳**　太极拳是中国宝贵的文化遗产之一，它集中了古代健身运动的精华，是中国目前流传最广的健身运动。经常练习太极拳有调理脏腑、疏通经络、补益气血等作用。太极拳动作柔和，缓慢均匀，犹如行云流水、雁群起落，非常适合体弱者和老年人。目前流传较广的是陈、杨、武、吴、孙五大流派的太极拳，此外还有赵堡太极拳、和氏太极拳和武当太极拳等。目前，国家体育管理部门为适应现代健身需要和竞赛的要求，推广24式、48式、88式太极拳，32式太极剑以及42式综合太极拳剑和五氏传统太极竞赛套路。太极拳在中国古代已经有了非常系统的阐述，其创立于明末清初，具有强身健体、疗病保健、延年益寿的作用，被称为"长寿之阶"，深受国内外人士之喜爱。全国练太极拳的人数以亿万计，国外也超过百万人，其为人类的健康事业做出了巨大贡献。因太极拳运动具有较高的健身养生功效，现代不少学者对太极拳的健身效应从各个角度做了不少研究，取得了很大的进展。太极拳锻炼要求心静体松，情绪处于平和内敛的安静状态，精神内守，可降低交感神经紧张性，动中处静，静中寓动，从而平衡大脑皮质兴奋与抑制功能，以意行拳，使神经系统活动过程的均衡性、灵活性和自我意识控制能力得到加强，神经系统的调控能力得到提高。太极拳锻炼可明显降低动脉血压、增加口腔唾液分泌量、脉搏间隔时间延长，缩短呼吸间隔的作用，起到调节大脑的自主神经处于一种平衡状态，使自主神经系统的功能活动状态由老年化向年轻化转变。

太极拳的健身功能是多方面的而且很明显：太极拳可以防止老年人过早骨质疏松，预防心血管系统相关疾患（如高血压、冠心病）、阿尔茨海默病（老年性痴呆）及由于长久孤独、寂寞而引起的相关精神性疾病。此外，太极拳特别强调重心的随遇平衡，虚实互换，既锻炼了下肢的耐力、灵活性和平衡能力，又改善了老人下肢活动能力，有利于减少老人跌倒的危险，增加了生活自理能力，同时很好地预防骨质疏松。此外，太极拳运动强调对人体"精、气、神"的整体调节。在心理上，通过精神意志的自我调节，避免不良情绪的过分刺激而达到保健强身的目的；生理上，太极拳强调松、静、自然的运动过程，使人进入一种"松弛状态"，能很好整合老年人的注意力和意识，调节中枢神经系统的功能，达到健脑延年的目的。

2. **八段锦**　八段锦是古代人根据身体经络走向创编的一套强身健体，导引行气的养生功法。它不但能强健肢体，而且能通经活络，促进脏腑坚实。由于术式简单受到群众喜爱，在民间广为流传，被比做精美的丝织品——锦，故名八段锦。该功法历经练功长寿者实践的考验，对人体确实有健身祛病的良好作用。八段锦歌诀：双手托天理三焦，左右开弓似射雕。调理脾胃须单举，五劳七伤向后瞧。摇头摆尾去心火，两手攀足固肾腰。攒拳怒目增力气，背后七颠百病消。

八段锦是由八种不同动作组成的健身术，所以名为"八段"。八段锦是中国民间广泛流传的一种健身术，据有关文献记载已有 800 多年历史。八段锦的运动强度和动作的编排次序符合运动学和生理学规律。其动作柔和缓慢，圆活连贯：以腰脊为轴带动四肢运动，上下相随，节节贯穿。松紧结合，动静相兼：在外观上看略有停顿之感，但内劲没有停，肌肉继续用力，保持牵引抻拉。神与形合，气寓其中：动作以及动作之间充满了对称与和谐，体现出内实精神、外示安逸，虚实相生、刚柔相济，做到了意动形随、神形兼备，促进真气在体内的运行，以达到强身健体的功效。

八段锦每一式的歌诀都与预防疾病，调理脏腑相联系，并且在动作的选择上都是已被传统健身术证明行之有效的，每式的练习都要求上下肢的协调配合，动作柔和不用僵劲，并且在整个过程中做到连贯自然。经常练习八段锦可以疏通经络，消积化瘀，增力益聪，保津益气，减脂降压，畅通气血，疏筋柔体，强体增智。

3. 气功　气功是现代人对中国古代导引、吐纳、炼丹、守神、存想、静坐、坐禅等一类心身锻炼方法选定的名称。气功是中国传统养生的主要方法之一，在中国有悠久的历史。气功的理论丰富多彩、变化多端，然而始终不外乎宁神入静，调息运气的范畴。气功的主要功效是保精、练气、养神。

气功的流派很多，方法各异。但无论哪种练功方法，都具有通过气功修炼者发挥主观的能动作用，对身心进行自我的锻炼。练功的过程主要由姿势、练意和练气3个环节组成。其中练意和练气是关键。

（1）姿势：练功的姿势又称为体式或调身，有行、立、坐、卧之分。行是动，立是站，坐和卧又是多种姿势。总的要求是全身放松，呼吸协调，保持局部和整体活动的统一与完整，动作要柔和圆滑，以感到舒适、愉快、轻松为宜。适宜的姿势，可使练功者呼吸自然，意念集中，因而健身的功效也更为显著。

（2）练意：练意又称为意守或调心，是指练功者在练功时，通过意念活动的锻炼，来影响机体生理功能的一种方法。其要领是排除杂念，达到"入静"，这是一种似睡非睡的状态。意念活动属于大脑活动的范畴，练功者是通过自己的主观意识来影响机体的生理功能。练功时的"入静"状态是大脑皮质的主动内抑制过程，这个过程是大脑的一种特殊的休息形式。因此，"入静"的深浅是练功的关键，是自我调控的集中体现，入静的程度愈深，练功的效果愈好。

（3）练气：练气又称为调息或气息，是指练功时的呼吸，它是气功锻炼的基本环节旨意。练功包括呼吸锻炼和内气锻炼两个方面，即通常所说的"以意领气"和"气贯丹田"。练功时通过呼吸锻炼，改胸式呼吸为腹式呼吸，改浅呼吸为深呼吸，逐渐把呼吸练得柔和、细缓、均匀、深长，从而练成自发的丹田呼吸。内气锻炼是指在练功的过程中，在一定条件下，体内产生的一种气样的感觉。内气是体内物质特定状态下呈现的生理现象或病理、

国医大师 孙光荣 论中医养生

生理现象。从西医学观点看，练气可以增加肺活量，促进机体新陈代谢和血液循环。练气还可以"按摩"内脏，促进消化和呼吸，从而起到保健强身的作用。

综上所述，传统运动养生具有深厚的中国传统文化底蕴，其理论基础的形神兼养，充分体现了人体的自然观和生命观。动以养形，静以养神，动静结合，充分调动自身潜在生命力是实现形神俱养而"尽终其天年"的重要原则。

五、药物保健

中医"治未病"强调未病先防，既病防变，旨在通过预防措施防止疾病发生或加重，其中中医中药发挥着重要的作用。中医古籍《素问·刺法论（遗篇）》有"小金丹……服十粒，无疫干也"，指出防止与病人接触及水源、饮食污染采取隔离措施，并通过药物保健以阻止疫病的传播，这说明我国很早就开始了药物保健及预防疾病。药物保健的目的是通过中医中药的运用，以达到培护人体正气，增强机体抵御外邪的能力，预防疾病发生及传变。正如《素问·刺法论（遗篇）》所云："五疫之至，皆相染易。无问大小，病状相似，不施救疗，如何可得不相移易者？岐伯曰：不相染者，正气存内，邪不可干。避其毒气，天牝从来。"指出疾病的发生或传染主要源于人体正气的亏虚，因此人体正气强盛是预防疾病的关键。

药物保健旨在扶助人体正气，纠正人体正气的偏盛或亏虚，通过药物的保健及治疗作用，预防及阻断疾病的发生及发展。用药原则应根据每个人的自身情况决定药物用量，补其不足，损其有余，谨察阴阳所在而调之，以平为期，用药精当，见效即止，勿使过用。《素问·六元正纪大论》指出"以平为期，而不可过"，强调治病保健应视药力之峻缓，药量之大小，"因人制宜"，不可过量。

在药物养生保健方面，中医有着自身的独特优势。中医文献记载古人用苍术、雄黄等烟熏以消毒防病，用贯众、板蓝根或大青叶预防流感，用茵陈、栀子等预防肝炎，用马齿苋预防痢疾等。汉代著名医学家张仲景《伤寒杂病论》中黄芪建中汤、薯蓣丸、肾气丸等著名的补养抗衰老方剂，时至今日仍在反复使用。有些中药不但能治病，日常服用更能预防疾病，如菊花、决明子代茶饮具有降血压、降血脂功能，人参作为进补佳品，具有增加人体免疫力、缓解体力疲劳、降血糖等功能，铁皮石斛具有清咽、保护胃黏膜、增加机体免疫力、降血压等功能，灵芝具有抗氧化、增加免疫力、保肝等功能。以上这些药物若日常饮用，可以起到顾护正气，扶正祛邪，协调阴阳，防病治病的作用，因此中医药"治未病"药物保健重在扶助正气，损其有余，补其不足，最终达到人体"阴平阳秘"的目的。

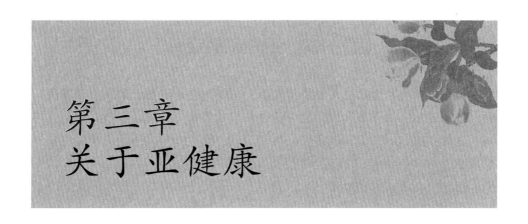

第三章
关于亚健康

20世纪以前，人们对健康的认识就是不生病，"无病即健康"是人们对健康的惯常理解。随着社会生产力和医学科学的发展，传统的健康观发生了变化，人们开始对健康有了更全面、更深层的认识。整体健康观就是建立在由单纯的生物医学模式向生物 - 心理 - 社会医学综合模式发展基础上的新健康观，是对健康本质的、内涵的全新认识。

1984年，世界卫生组织提出包含两方面内容的著名的健康新概念："健康不仅仅是没有疾病和虚弱，而是在躯体、精神和社会适应上的完满状态。"

1990年，世界卫生组织在此基础上增加了"道德健康"，即按照社会认可的道德行为准则约束、支配自己的言谈举止、不损害他人利益来满足个人需要。

2000年，世界卫生组织进一步增加了"生殖健康"内容，即只有在躯体健康，心理健康、社会适应能力良好和道德健康、生殖健康五个方面都具备的良好状态才算真正意义上的健康。

这一新的定义标志人类健康观的重大转变，把健康从医学范畴，拓展到心理学、社会学的范畴。健康新概念的提出，关系到健康的躯体，健康的心理，健康的行为和生活方式，以及健康的社会适应能力。个体的健康、民族的健康被赋予高度的社会责任和国家使命。"要奔小康，先要健康"，这在当今中国社会发展显得尤其重要。

第一节 亚健康的定义

亚健康问题的提出是人类注重健康，未雨绸缪，防患于未然的健康新思维。20世纪初，许多人出现以疲劳为主的包括头晕、头痛、心悸、气促、耳鸣、肢麻、抑郁、失眠、出汗等一系列不适的症候群。早期这种怪病主要发生在30~40岁、经济宽裕的白领女性，随后迅速在全球蔓延。随着产业化、信息化高新技术的发展，人们的生产方式、生活方式、行为方式发生了很大变化。生活节奏加快、社会竞争加剧、心理应激增多，人体过于疲劳，加之营养比例失衡，运动不足，环境污染等因素，世界各国不同年龄、种族、阶层的人发现同样病症的案例越来越多。人的反应能力、适应能力、活力、耐力均有不同程度的降低，生理活动趋向减弱、工作效率降低，症状复杂多样，但令人困惑不解的是在医院检查多没有发现病理性的改变。据有关专家预测，在以后的若干年内，这些人中的2/3死于心脑血管疾病，1/10死于肿瘤，1/5死于因吸烟引起的肺部疾病和糖尿病等代谢障碍性疾病或猝死，只有1/10的人安享天年。为此，有人将这类症候群称之为人类健康的头号大敌。这些怪症尤其对职业压力较大的白领、科技人员、企业经理、政府官员情有独钟，这种现象引起医学界的关注。

这些事实引起人们的察觉，这些症状到底属于什么情况，能否在发作之前找出预防救治方法，因此，亚健康的研究逐渐成为医学、心理学、社会学、哲学、人文科学等学科组成的高边缘学科和国内外医学研究的热点之一。

世界各国科学家进行了大量研究，但至今尚未发现特异性的致病因素。世界卫生组织明确指出人类健康长寿的相关因素中遗传因素占15%，社会因素占10%，医疗因素占8%，气候因素占7%。以上四项影响因素占40%，而生活方式因素占60%。亚健康状态的起因也与这些影响因素密不可分。

20世纪80年代中期，苏联教授N·布赫曼首次提出人体除健康、疾病两种状态外还存在一种既非健康又非疾病的中间过渡期，即亚健康状态。美国专家当时称之"雅皮士流感"。由于人们习惯上把健康称作是第一种状态，把疾病称为第二种状态，因此这种既不属于健康又尚未染病的中间状态又被称为"第三状态""潜病状态""灰色状态""不定陈述综合征"等。此时人体虽没有发现器质性病变，但功能上已经出现改变，如机体活力、耐力、反应能力、适应能力均降低，这一发现为后来许多学者的研究所证实，并将亚健康的症状分为躯体、心理及社会交往三方面的症状。由此，亚健康的定义基本确认，后来学者也以此为基础不断完善，并借由中医学理论知识而阐发出更多有价值的学术内容。

第二节　亚健康的评估方法

虽然亚健康的研究已近 30 年，美国、日本也制定出亚健康、疲劳综合征的诊断标准，但关于亚健康的范畴、评估标准等没有严格的界定。目前国内外尚无统一的亚健康评估标准及检测方法，本文介绍目前研究探讨较多的一些方法。

一、自我评估

亚健康症候群主要表现在生理、心理及社会交往方面的症状，这三类症状没有特异性，需要观察其出现的频次和严重程度。一般来说，偶尔出现症状轻微且迅速消失仍可见于健康人群；持续出现的严重症状常见于疾病状态；较多出现持续时间超过 3 个月以上，经过调整能逐渐缓解消失者可以初步辨识为亚健康状态，此时至少应该适当地自我放松和休息。具体自我评估依据三个方面的主观感受：

1. **躯体亚健康症状**　主要表现在身体、头颅、躯干、四肢及内脏的不适。包括倦怠乏力、头晕头痛、双目干涩、鼻塞咽痛、耳鸣肢麻、颈肩僵硬、腰背疼痛、手足发凉、心悸气促、胸闷腹胀、失眠多汗、口舌溃疡、便秘尿频、肥胖、性欲减低、易晕车船、月经紊乱。其主要表现是难以恢复的持续疲劳，睡眠障碍（失眠、多梦易醒等），血管神经性头痛及周身不适，妨碍生活、学习、工作，损害健康甚至诱发猝死。

2. **心理亚健康症状**　主要表现为心因性不适和情绪方面的变异。如抑郁寡欢、紧张焦虑、对周围事物缺乏兴趣、精神不振、烦躁易怒、失眠易醒、记忆力减退、食欲异常（过食或厌食）。常见的是焦虑、缺乏具体指向的心理紧张和不愉快的情绪。还可表现为抑郁，从而导致社会适应能力和工作效率降低，人际关系不和谐，影响生活质量和人生价值的实现。

3. **社交亚健康症状**　指与人交往方面存在的障碍，如不良心态、性格和思维方法。指过分的孤独、恐惧、自卑、自闭、冷漠、猜疑、嫉妒、傲慢、虚荣等。常见意志脆弱、自怨自艾、无端猜疑，表现出某些不合群的偏离行为。

亚健康状态症状并无特异性，仅是一个排除性的诊断，必须注意器质性疾病的检查，以防亚健康概念的泛化造成误诊。

二、中医"望、闻、问、切"

亚健康主要是人体介于健康与疾病之间的一种状态，部分对应了中医"治未病"的思想。所以虽然我们的中医古籍中没有明确提出"亚健康"这个名词，但却蕴含了亚健康的宗旨。

《黄帝内经》中的"未病"并不是指的无病，也非大病，按中医观点而论是身体出现了阴阳、气血、脏腑营卫不调导致的整体功能失调的表现。中医一贯强调预防为主，也就是"治未病"的理念，所以《素问·四气调神大论》提出"圣人不治已病治未病，不治已乱治未乱"。

而唐代孙思邈在《备急千金要方》中也记载了大量的养生保健、祛病延年的知识，主张运动与静养相结合，饮食与药物共同施治。他在《备急千金要方·论诊候》中提出"欲病"之说："古人善为医者，上医医未病之病，中医医欲病之病，下医医已病之病。若不加心用意，于事混淆，即病者难以救矣。"也就是说作为医生，最好的是善于在人们身体健康时就注意养生，保持健康。中等水平的医生应该善于抓住将要生病但还没有发生疾病之时，注重"欲病"早调，避免疾病的发生。下等的医生治疗已经发生的疾病，但是待到疾病发生了才去诊治就困难了。

西医学提出的是健康-亚健康-疾病的动态生命观，而孙思邈提出的未病-欲病-已病的模式则有异曲同工之处。所谓欲病之病，就是病者虽有不适症状但仅仅是"苦似不如平常"，还不足以诊断为某种疾病。实际上欲病之病是人体处于未病与已病之间的一种状态。凡欲病之病不及时治疗，那就会如他所说："若隐忍不治，希望自差，须臾之间，已成痼疾"。意思就是人如果感觉到身体不如以往时一定要及早调理，如果勉强忍受不进行及时调理，自认为可以自愈，过不了多久就会发展成顽固的疾病。孙思邈一直告诫医家，应"治未起之患，治未病之疾，医之于无事之前"。强调预防在先，他认为："五脏未虚，六腑未竭，血脉未乱，精神未散，服药必活。"在五脏六腑尚未虚损衰败，气血运行还未紊乱，神气犹未涣散，病势处于轻浅阶段时，及时服药调理，则能痊愈。如果发展到"五脏已虚，六腑已竭，血脉已乱，精神已散"之时，则疾病已成，五脏六腑功能衰败，气血运行紊乱，服药救治已失去先机，结果往往事倍功半。

《素问·上古天真论》曰："以酒为浆，以妄为常，醉以入房，以欲竭其精，以耗散其真，不知持满，不时御神，务快其心，逆于生乐，起居无节，故半百而衰也。"因此，患者自身摄养不当导致脏腑功能失调，气血失和，阴阳失衡，是产生亚健康状态的重要原因。

1. 七情内伤 "怒则气上，喜则气缓，悲则气消，恐则气下……惊则气乱……思则气结。"七情太过就影响脏腑气机，使气血紊乱，导致脏腑气血失调，引起各种不适。肝气郁结就会出现精神抑郁、烦躁、焦虑；心血不足就会出现失眠多梦、健忘、心悸；脾失健运就会出现食欲不振、疲倦乏力、困倦嗜睡；肺气不足就会出现短气乏力，出汗增多，容易感冒；肾气亏虚则会出现腰膝酸软，畏寒肢冷，性欲下降。

2. 劳逸失度 必要而适当的劳动可以愉悦精神，强健筋骨，通畅气血；必要的休息则可以消除疲劳，恢复体力，安养神气。但劳力过度，外伤形体，内伤脏腑，损害机体之气；劳神过度，耗伤心血，损伤脾气，阻滞气机；房劳过度则耗损肾精，导致肾精不足、肾阴亏虚或肝肾不足损害人身。过度安逸则导致气血运行缓慢，脾胃呆滞，脏腑功能减退，正气低下，易于患病。

3. 饮食不节 人之气血赖饮食以充养，谷不入，半日则气衰，一日则气少矣。俗语"人是铁饭是钢，一顿不吃饿得慌"说的也是这个道理。进食应当洁净卫生，营养丰富，定时、定量，勿饥饱失常，勿寒热五味失常。"人以水谷为本"，若饮食饥饱失常，会导致脾胃运化失常，致使糟粕浊邪内停，清阳不升，浊阴不降。过饥则化源缺乏，气血衰少；过饱则饮食停滞，损脾伤胃。若偏嗜寒热五味，又可破坏五脏平衡协调，使脏腑运化功能紊乱，久则易生痰化热、寒湿内生，阻滞气血，萌生各种疾病。

4. 起居无节 由于生活和工作的需要，有不少人起居生活与常人不同，长期夜班，黑白颠倒，或通宵达旦地饮酒作乐、上网聊天，日积月累，都会对人体造成损害。古人在《素问·宣明五气》中就指出："久视伤血，久卧伤气，久坐伤肉，久立伤骨，久行伤筋。"此处就强调了劳逸失度和起居无节的危害。

5. **素体不足**　人在生活中不可避免地会受到七情、饮食、起居及六淫等因素的影响，是否会发病还与个人的遗传素质有关。先天禀赋不足则体质虚弱容易引起各种疾病。

三、仪器的检测

仪器的检测指目前社会上流行的一些有关亚健康检查、评估的方法，这里做简单介绍供大家了解选用。

1. **超微生物显微镜系统检测（又称"一滴血"检测）**　该仪器是一种医学显微设备，取一滴末梢血或各种体液分泌物（胸腔积液、腹水、痰液、胃液等），在放大2万~5万倍的高分辨率显微镜下直接观察组织细胞形态上的微小变化，以及各种病原体（衣原体、支原体、球菌、杆菌、真菌、螺旋体、滴虫及某些病毒）及胆固醇结晶、乳糜颗粒、脱落细胞。可用于：①亚健康检查：如心脑血管病、高脂血症、骨质增生等早期发现；②性病病原体检查及疗效观察；③妇科病普查诊断；④血液细胞形成学观察；⑤血液寄生虫诊断；⑥幽门螺杆菌检查。

2. **量子检测**　量子检测是在磁共振成像（MRI）基础上发展的一种数字化检测技术，具有无痛、方便、快捷的特点，通过检测人体毛发、血液、尿液任一标本甚至双手握电极即可直接检查机体整体的功能状态，从细胞和分子水平了解人体5000多种健康信息，达到早期诊断预防的目的。可用于：①预报心脑血管病等疾病信息；②筛查肿瘤；③查找过敏原、病原（病毒、细菌、真菌）；④检测人体内是否有重金属及有害的化学类物质；⑤选择有效药物和剂量；⑥测定电磁辐射污染对人体免疫功能的影响；⑦心理因素检查：使情志病因量化，测查对机体的危害程度及诱因。

3. **红外热像断层扫描（TTM检测）**　TTM技术是一种近年来发展起来的新的热扫描成像技术，通过获得体内的热源深度、形状、分布、热辐射值，并依据正常和异常细胞代谢热辐射的差别进行分析判断，从而可能尽早预测疾病的发生，也有可能对药物疗效进行快速评估。该项检查属无创性检查，受检者需要赤身面对探测镜头缓慢转动身体5分钟，接受热断层扫描，

国医大师

孙光荣论中医养生

就能在电脑屏幕上显示出人体各脏器组织病变的部位、形状、大小和功能。其诊断作用为：①对早期肿瘤具有一定敏感性；②用于各种炎症筛查如肺炎、脉管炎等；③增生性疾病：如乳腺增生、前列腺增生、颈腰椎骨质增生、甲状腺结节、子宫肌瘤等；④筛查高脂血症；⑤筛查体液中脱落细胞、病原体；⑥筛查前列腺炎；⑦筛查艾滋病；⑧恶性肿瘤筛查；⑨围生期保健。

4. 生物信息能量检测　通过穴道经络电位法检查机体各脏器信息和功能，是一种全新的信息医学模式。该方法以德国伏耳医生创立的穴道电检法为基础，以量子场论推衍而来的波的传递学说为理论，结合现代科学对经络的认识，运用电子仪表、计算机诊疗系统探查身体状况，如各脏器功能、病因、药物及剂量。该方法在国内应用不多，有待于实践中进一步认识。

5. 脉搏波速度（PWV）测试仪　本仪器是一种压电晶体式传感器，可以在体外无创快捷地检测脉搏波速度，从而了解血管弹性，进行动脉硬化和心脑血管疾患的风险因子筛查。大动脉弹性检测对于早期检出心血管疾病高危人群的动脉功能损害，筛选高危患者，指导治疗和判断预后具有意义。

这些仪器设备的应用使人体检测从形态学的诊断到功能性的诊断有所创新，但仍缺乏循证医学的证据。

此外，还有一种对应世界卫生组织制定的 MDI 健康评估法对亚健康状态进行定量研究，包括对心脑血管病监测预报、恶性肿瘤征象、脏器病变、血液及过敏性疾病、体内污染情况，内分泌及肢体功能，服药效果，心理及社交障碍等指标逐项评分。以 100 分为满分，＞ 85 分为健康状态，70～85 分为亚健康状态，＜ 70 分为疾病状态。

四、专家综合评估

专家的综合评估是亚健康确诊的最关键环节，而专家的综合评估除了综合上述诊断方法以外，许多常见通俗的诊断检测方法也是重要的临床依据。下面我们就简单介绍一下常用的集中为专家综合评估提供临床证据的检测或评估手段。

1. 常规体检法　即通过西医学常用的仪器检测，筛查疾病和高危因素。具体分为一级检查和二级检查两部分。

一级检查指一般的健康体检，内容包括血、尿、便三大常规，胸部 X 线检查、心电图、腹部（肝、胆、脾、胰、肾）B超。抽血查肝功能（包括乙肝五项）、肾功能、血糖、血脂等血液生化指标和乙肝病毒携带情况。

如果初步筛查没有发现病因，临床症状比较明显可选择二级检查，如24小时动态心电图（即Holler检查）、24小时动态血压监测、糖耐量、骨密度、性激素、免疫球蛋白、肿瘤基因、胃镜、肠镜、脑电图等相关项目。

亚健康作为一种偏离健康的生理状态，多以个人主观感受的症状为主，医生听得到主诉，但往往摸不着、看不见。常规体检主要是检查机体的病理状态。即发现疾病经过必要的辅助检查，在排除器质性疾病的同时可以提示亚健康状态的存在。

2. 体能测试法 常规体检可以筛查疾病，但不能全面反映体质情况。随着健康观念的转变，人们不仅希望知道机体有没有疾病，更希望了解身体素质状态。近年来，随着国内外体能测试仪器的出现，使过去仅用于运动科学研究和国民体质抽样调查的设备开始进入医院和体检中心，使体能测试有了比较明确和较好重复性的检测手段。

通过人体成分分析仪、功率自行车、微循环测试仪、肺活量测试等10余项设备检测体能。内容一般包括：

（1）身体成分分析：标准体重、身体肌肉、脂肪、水分重量、脂肪比、腰臀围比等。

（2）心肺功能：血压、静态心率、目标心率、运动时最高心率及肺活量、标准肺活量、肺活量百分比、最大吸氧量等。

（3）体质测试项目：肌力（背肌力、握力）、柔韧度（体前屈）、耐力（仰卧起坐、俯撑）、爆发力（纵跳）、反应时间、平衡功能（闭眼单腿站立时间）等。

（4）微循环检测：根据以上检测做出综合体质评估，划分健康年龄并给出适合个体运动的项目，如走步、骑车、跳绳、某种球类等。

3. 心理测试法 主要通过心理测试量表进行测试，目前用于心理测试的心理测验和心理量表有300个，但是临床上和心理咨询工作中常用的只有20余个。

（1）人格测试量表：EPQ人格测试（成人）、卡特尔16项个性因素测试（16PF）、气质调试、性向测试、明尼苏达（MMPI）多相人格测试、心境投射测验。

（2）智力测试量表：韦氏智力测验（儿童）、画人智力测验、瑞文智力测验（成人）、幼儿智力测验、比内‐西蒙智力测验。

（3）心理健康量表：90症状清单（SCL90）、抑郁状态量表、康奈尔医学指数（CIP）、焦虑自评量表、简明精神病量表、社会功能缺陷评定量表。

（4）心理状态测量量表：成人人际关系量表、成人心理压力量表、社会适应能力量表、心理适应性量表、社会支持问卷、心理年龄量表、生活事件量表、防御方式问卷、情商（EQ）测试。

（5）学生心理专用量表：提高学习能力因素诊断测验、小学生心理健康综合测量量表、学习障碍的鉴别、中学生心理健康综合测量、中学生学习态度与态度测验。

（6）儿童用心理测验与量表：Achenb8ch儿童行为量表（CBCL）、ROTTER儿童行为问卷、父母养育方式评价量表、亲子关系与父母角色测量量表、亲子关系诊断测验、托马斯婴儿气质问卷、儿童韦氏智力测验、问题行为早期发现测验、幼儿智力测验量表、康纳尔父母量表（CONNERS）。

第三节　亚健康的判断标准

近30年来，各类别亚健康诊断标准相继提出。主要有参照国际公认量表（如SCL-90等）制定，参照预防医学有关健康、疾病概念制定标准制定，参照王育学关于亚健康标准制定，参照2001年亚健康学术研讨会提出标准制定，参照2006年中华中医药学会标准制定，参照慢性疲劳综合征标准（美国CDC1988年制定标准）、参照慢性疲劳综合征标准（美国CDC1994年制定标准）、参照中医证候诊断标准制定，自编量表制定标准和其他。其中，在亚健康研究中使用最多的为自编量表和国际公认量表（如SCL-90等）。目前，国内外专家对亚健康人群的认识没有达成共识，亚健康诊断标准尚未统一，没有形成公认的亚健康诊断标准。

2016年11月，中华中医药学会正式发布了《中医健康管理服务规范》（T/CACM 006-2016），相关亚健康诊断标准摘录如下，供读者参考。

一、亚健康常见症状与判定

1. 目干涩 以双目干涩为主要表现，可有双目疼痛、视物模糊、畏光、瘙痒等，并持续 2 周以上；引起明显的苦恼，或精神活动效率下降；应排除引起双目干涩的某些疾病，如沙眼、结膜炎、干燥综合征、糖尿病、高血压、肾上腺皮质功能减退症等。

2. 耳鸣 以耳鸣为主要症状，可表现为蝉鸣、蚊叫、铃声等，亦可有轰鸣等情况，持续 2 周以上；使人们的生活质量和心理均有不同程度的影响，出现明显的烦躁、苦恼、睡眠障碍、精神紧张、生活乐趣缺乏、焦虑、抑郁等；应排除引起耳鸣的全身性疾病或局部病变如高血压、低血压、动脉硬化、高血脂、糖尿病的小血管并发症、微小血栓、颈椎病、神经脱髓鞘病变、听神经瘤、药物中毒、中耳炎等。环境干扰因素亦应排除如过量饮咖啡、浓茶、红酒及一些酒精饮料，以及过量进食奶酪、巧克力等引起的耳鸣。

3. 咽干 几乎以咽部干燥为唯一不适感，其他不适感均为继发，包括咽痛、咽哽、咽痒、咳痰黏稠、心烦、恶心等症状；上述咽部干燥情况持续 3 天以上，但不超过半月；引起明显的苦恼，影响工作和学习，生活质量下降；不为任何一种躯体疾病或呼吸、消化系统疾病的一部分；应排除已诊断为咽炎症者或全身性疾病引起咽干者；以及合并有心血管、肺、肝、肾和造血系统等严重原发性疾病和严重器质性疾病及精神病患者。

4. 头晕 以对空间移动或空间迷失的感觉为主要症状，可有头痛、失眠、健忘、耳鸣、呕吐、心慌等表现，且超过 2 周以上；影响人们的生活质量，出现明显的烦躁、焦虑等；应排除引起头晕的全身性疾病或局部病变如高血压、低血压、冠心病、动脉硬化、颈椎病、急性脑血管意外、药物过敏、贫血、甲状腺功能亢进症、鼻窦炎、中耳炎、梅尼埃病、听神经瘤、嗜铬细胞瘤、感染、中毒、脑外伤后神经症反应及精神疾病等疾患。

5. 头痛 以头痛为主要症状，可为头闷、颈部僵硬不适感、压痛或紧缩感，可伴有耳胀、眼部憋胀、恶心、呕吐、畏光、倦怠乏力等表现。症状时轻时重，寒冷、劳累、情绪激动时可加重，休息后可缓解，发作 12 ~ 180 天 / 年以上，且每次疼痛持续 30 分钟以上；症状呈反复发作性或持续性，严重影响头痛者的生活质量，并使工作和学习效率明显下降；应排除引起头痛的各种疾病如严重感染、转移性肿瘤、严重的心肝肾等脏器疾病、脑血管意外、眼及鼻、耳科方面的疾病、颅内占位性病变、颅底重要发育畸形等，以及脑外伤、精神病等疾患。

6. **健忘** 几乎以记忆力减退为唯一不适感，其他不适感均为继发，包括头晕脑胀、神疲乏力、食少腹胀、心悸不寐、腰酸乏力、注意力不集中等；上述记忆力减退情况持续2周以上，但不超过2个月；引起明显的苦恼，精神活动效率下降，影响工作学习；不为任何一种躯体疾病或精神疾病的一部分；应排除已诊断为健忘症者，排除其他躯体和脑部的器质性疾病引起的神经症和精神疾病，排除外界环境干扰因素引起的记忆力减退者，排除酗酒或精神活性物质、药物滥用者和依赖者所致健忘者，以及合并有心血管、肺、肝、肾和造血系统等严重原发性疾病者。

7. **失眠** 几乎以睡眠减少为唯一不适感，其他不适感均为继发，包括难以入睡、睡眠不深、易醒、多梦、早醒、醒后不易再睡，醒后感到不适、疲乏或白天困倦；上述睡眠障碍情况每周发生不超过3次，并持续2周以上；引起明显的苦恼，或精神活动效率下降，或轻微妨碍社会功能；不为任何一种躯体疾病或精神障碍不适感的一部分；应排除已诊断为失眠症者或全身性疾病如疼痛、发热、咳嗽、手术和外界环境干扰因素引起的睡眠减少者；酗酒或精神活性物质、药物滥用者和依赖者（含安眠药物）所致睡眠减少者；以及合并有心血管、肺、肝、肾和造血系统等严重原发性疾病和严重脑器质性疾病者及精神病患者。

8. **嗜睡** 自觉睡眠过多，几乎以嗜睡为唯一不适症状。常见症状是白天睡眠过多，睡眠发作不能完全用睡眠时间不足来解释，可兼有精神疲倦、食欲减退，可因此导致肢体协调能力下降，严重者影响工作学习和生活；应该除外确诊的嗜睡症，以及药物不良反应和由其他疾病所致的嗜睡。如睡眠呼吸暂停综合征、发作性睡病、肺源性心脏病、肝瘟、消渴、肾衰竭、头颅外伤、中毒、癫病、痴呆、糖尿病、高血压等。

9. **心悸** 几乎以心悸不安为唯一不适感，其他不适感均为继发，包括胸闷、眩晕、气短、不寐、易醒、多梦、疲乏等；上述心悸不安情况半月内时常发生；引起明显的苦恼，工作、学习效率下降，生活质量下降；不为任何一种躯体疾病或心血管疾病的一部分；应排除已诊断为心悸症者；排除各种心血管疾病和全身性疾病引起心悸不安者；以及排除合并有脑、肺、肝、肾和造血系统等严重原发性疾病和器质性疾病及精神病患者。

10. **疲劳**　临床不能解释的持续或反复发作的慢性疲劳。该疲劳是近患或有明确开始（没有生命期长）；不是持续用力的结果；经休息后不能明显缓解；导致工作、教育、社会或个人日常活动水平较前有明显下降。

下述的症状中同时出现 4 项或 4 项以上，且这些症状已经持续存在或反复发作 3 个月或更长的时间，但不应该早于疲劳：短期记忆力或集中注意力的明显下降；咽痛；颈部或腋下淋巴结肿大、触痛；肌肉痛；没有红肿的多关节疼痛；一种类型新、程度重的头痛；不能解乏的睡眠；运动后的疲劳持续超过 24 小时。

11. **经前乳胀**　乳房胀痛伴随月经周期而发，为本症判断依据。一般发生在临经前 2～7 天，或在经后半个月左右即发生乳胀，有少数人群从排卵后（在下次来月经前 2 周左右，即 12～16 天时的排卵期）即开始乳痛，以经前 2～3 日达高峰，至月经来后 1～2 天才消失；以乳胀为其主要表现，经前乳房作胀、疼痛，可兼有灼热感，或胸胁闷胀，或精神抑郁，时时叹息，或烦躁易怒，或小腹胀痛等症状；上述症状引起了明显的苦恼，并不同程度地影响了工作和生活；应除外由于其他乳房疾病引起的经前乳胀，如急性乳腺炎、慢性乳腺炎、乳腺增生、乳腺癌等。

12. **情绪低落**　以自觉兴趣丧失、情绪低落为主要不适，其他心理和身体不适皆为伴发或继发，包括精力减退、兴趣丧失、联想困难、意志消沉、焦躁不安、食欲降低、体重明显减低等；上述情况时有发生，但持续时间不超过 2 周；对任何事物的体验，即使是感到高兴的事物，也感到乏味无聊；对工作、学习、前途悲观失望；不为任何一种躯体疾病或精神疾病的某一表现；应排除诊断有情绪低落症状的其他心理和身体疾病，如抑郁症、神经症、颅内疾病、大脑外伤等。

13. **畏寒**　以畏寒怕冷为主要不适，其他不适感轻微，或伴口唇色紫、腰背四肢发凉等；上述情况经常发生，尤以冬季明显；不为任何一种全身性疾病或局部病变不适感的一部分；应排除以下诊断的各种疾病，如贫血、低血压、甲状腺功能减退症、内分泌失调，以及感染所导致的畏寒。

14. **夜尿多**　以夜尿多为主要症状，夜间尿量 > 24 小时尿量的 35%，或每晚排尿 2 次以上者，每年出现夜尿增多的时间超过 75 天；严重干扰睡眠，影响生活质量和身心健康，给生活带来不便；应排除引起夜尿增多的各种疾病如泌尿系统疾病（如下尿路手术史、膀胱炎症、结石、慢性肾炎等）、内分泌及代谢性疾病（如尿崩症、前列腺病等）、心血管系统疾病（如充血性心力衰竭），还应排除药物（如利尿药）所致的尿频。

15. 便秘 几乎以排便不畅为唯一不适感，其他不适感均为继发，包括腹痛、腹胀、食欲不振、乏力、头晕等；上述排便不畅情况连续发生 2 次以上，但持续不超过半月；已引起便秘者苦恼，工作、学习效率下降，或生活质量下降；不为任何一种躯体疾病或消化系统疾病的一部分；应排除已诊断为便秘的患者或其他肠道本身的病变：如肠道肿瘤、息肉、炎症、结核、巨结肠、憩室病、吻合口狭窄等；肠外的疾病，如垂体功能低下、中枢神经病变、脊神经病变、周围神经病变等；以及合并有心血管、肺、肝、肾和造血系统等严重原发性疾病者和器质性疾病及精神病患者。

二、亚健康常见证型与判定

1. 肝气郁结证

典型表现：胁肋胀痛或窜痛，痛无定处、时作时止，情志抑郁，多疑善虑、易怒，善太息或嗳气。舌淡红，苔薄白，脉弦。

或见症：嗳气吞酸，不欲饮食，咽中似有物梗阻感、吞之不下吐之不出，胁下痞块胀闷，按之疼痛而质柔软，脘腹胀闷甚则疼痛，小便涩滞或淋漓不爽，女子月经不调，或痛经闭经，经前乳房胀痛。

2. 肝郁脾虚证

典型表现：胸胁满闷，喜太息，周身窜痛不适，时发时止，情绪低落和（或）急躁易怒，咽喉部异物感，周身倦怠，神疲乏力，食欲不振，脘腹胀满，便溏不爽，或大便秘结，舌淡红或黯，苍白或腻，脉弦细或弦缓。

3. 心脾两虚证

典型表现：心悸胸闷，失眠多梦，头晕头昏健忘，面色不华，气短乏力，自汗，食欲不振，脘腹胀满，便溏等。月经量少色淡或淋漓不尽，舌淡，脉细弱。

因心而影响脾的，以心悸胸闷、失眠多梦、眩晕健忘等心经症状为主。因脾而影响心的，则以食欲不振、腹胀便溏、面色萎黄、耐力下降等脾虚症状为主。

4. 肝肾阴虚证

典型表现：腰膝酸软，胁痛，耳鸣，遗精，眩晕，舌红少苔，脉细而数。

或见症：咽干口燥，失眠多梦，健忘，五心烦热，盗汗颧红，男子遗精，女子月经量少。

5. 肺脾气虚证

典型表现：胸闷气短，疲乏无力，自汗畏风，容易感冒，兴趣变淡，欲望骤减，精力下降，懒于交往，情绪低落，常感晨不愿起，昼常打盹，味觉不灵，食欲不振，腹胀便溏。舌淡苔白，脉细弱或脉缓无力。

6. 脾虚湿阻证

典型表现：面色无华，精神疲惫，疲乏无力，食后欲睡，头重身困，小便短少，甚或浮肿，胸脘痞闷，食少便溏，女子白带量多，舌苔白腻，脉濡缓等。

7. 痰热内扰证

典型表现：心悸心烦，焦虑不安，失眠多梦，便秘，舌红苔黄腻，脉滑数。

8. 心肾不交证

典型表现：惊悸失眠，多梦，遗精，头晕耳鸣，健忘，腰膝酸软，舌红少苔或无苔，脉细数。

或见症：心烦，多梦，五心烦热，头面烘热，或潮热盗汗，足冷，口咽干燥。

9. 气血亏虚证

典型表现：心慌气短，不耐劳作，自行汗出，纳呆便溏，食后脘腹胀满，面色萎黄或苍白少华。或有心悸失眠，面色淡白，头晕目眩，少气懒言，神疲乏力，或有自汗，舌质淡嫩，脉细弱。

10. 湿热蕴结证

典型表现：头身困重，口苦口黏，口干不欲饮，胸闷腹胀，不思饮食，小便色黄而短少，女子带下黄稠，秽浊有味，舌苔黄腻，脉濡数。

或见症：身热不扬，周身皮肤发痒，胃脘痞闷，呕恶，大便溏泄，或黏腻不畅。

三、亚健康分类与判定

1. **躯体性亚健康** 以持续 3 个月以上的疲劳，或睡眠紊乱，或疼痛等躯体症状表现为主要表现的亚健康状态。

2. **心理性亚健康** 以持续 3 个月以上的抑郁寡欢，或焦躁不安、急躁易怒，或恐惧胆怯，或短期记忆力下降、注意力不能集中等精神心理症状表现为主要表现的亚健康状态。

3. **社会交往性亚健康** 以持续 3 个月以上的人际交往频率减低，或人际关系紧张等社会适应能力下降表现为主要表现的亚健康状态。

4. **道德性亚健康** 以持续 3 个月以上的道德问题，直接导致行为的偏差、失范和越轨，从而使人产生一种内心深处的不安、沮丧和自我评价降低为主要表现的亚健康状态。

第四节　亚健康的分类

亚健康状态是机体在内、外环境的不良刺激下所引起的生理和心理的功能性改变，但此时机体尚未发生明显的器质性病变。由于亚健康主诉症状不固定且内容多种多样，因此又被学界称为"不定陈述综合征"。由于亚健康分类分型研究的复杂化和多角度，因此不同学者从不同领域做出了深入、多元的理论阐释。

从较专业、深入的亚健康分类层面而言，亚健康的分类可体现在四个领域。首先，可根据常见的亚健康临床表现来进行分类，其临床表现包括目干涩、身体疼痛、耳鸣、头晕、头痛、夜尿多、便稀、便秘、饮食减少、腹胀、咽干、眼面肌抽搐、健忘、心悸、失眠、自汗、盗汗、经前乳胀、月经失调、带下量多、皮肤瘙痒、嗜睡、畏寒、牙齿松软、情绪低落、烦躁易怒、下肢无力等。此种分类依据的重点着眼在临床表现，因此能够较好地指导临床医生辨别亚健康类型。其次，可根据常见亚健康的中医证候进行分类，其中医证候包括肝气郁结证、脾虚痰阻证、肝郁化火证、肾精不足证、脾虚湿困证、脾肾两虚证、心脾两虚证、肺脾气虚证、气血亏虚证、气虚血涩证、气阴两虚证、肝肾阴虚证、心肾不交证、心肝血虚证、湿热蕴结证等。此种分类依据的特点是从中医证候入手，通过辨证论治以确定中医的调理原则和方法。第三，可根据疾病倾向进行分类，主要包括高血压前期、糖尿病前期、高脂血症前期、乳腺增生倾向、前列腺增生倾向、脂肪肝倾向、女性围绝经期亚健康、慢性疲劳综合征、动脉粥样硬化倾向、胃肠功能紊乱、免疫力下降、男性生殖功能减退、肥胖症前期、营养不良倾向、痛风前期、焦虑倾向、抑郁倾向、失恋综合征、考试综合征、离退休综合征、都市孤独综合征、乙肝病毒携带者、假日综合征、颈腰椎功能减退等疾病倾向。此种分类依据以疾病倾向为分型重点，能够使医生和患者较迅速地确定亚健康类别。最后，还可根据常见体质对亚健康进行分类，如平和质、气虚质、阴虚质、阳虚质、痰湿质、湿热质、气郁质、血瘀质、特禀质等。该种分类依据以中医体质学说为基础，通过分析各种体质类型的生理和病理特点确定亚健康种类。

另外，从较为精炼、普及的层面而言，则可以根据亚健康状态的具体表现，从躯体亚健康、心理亚健康、社会交往亚健康、思想亚健康以及行为亚健康五方面来进行分类。

一、躯体亚健康

躯体亚健康状态最典型的特征是持续性的或难以恢复的生理疲劳，主要表现为体力不支、懒于运动、容易困倦疲乏等。正常状态下，健康人体在大量运动过后也会感到疲倦，但通过调整呼吸、休息、睡眠后通常可以恢复到健康的精神状态。而处于亚健康状态的躯体疲劳则是通过普通的休息与睡眠无法消除的，并有日益严重的趋势。躯体亚健康状态通常伴有多种躯体表现，如全身无力、容易疲倦、心烦意乱、肌体酸痛、低热、眼睛疲劳、视力下降、咽喉肿痛或异物感、思想涣散、无缘由的头晕、头痛、失眠、耳鸣、胸闷不适、颈肩僵硬等。由于躯体表现形式多样，故大致可分为以下几种亚型。

1. 疲劳性亚健康　以疲劳为主诉，主要表现为持续 3 个月以上的全身疲乏无力，并排除一切可能导致疲劳的疾病如贫血、甲状腺疾病、糖尿病、肿瘤、重症抑郁等。

2. 睡眠失调性亚健康　以睡眠失调为主诉，主要表现为持续 3 个月以上的失眠（包括入睡困难、多梦、易惊醒、睡眠不实、早醒、醒后难以入睡等），或嗜睡（包括晨起时有明显不快感等），或不解乏的睡眠。并排除一切可能导致睡眠失调的疾病如发作性睡眠病、睡眠呼吸暂停综合征、重症抑郁等。

3. 疼痛性亚健康 以疼痛为主诉，主要表现为持续 3 个月以上的各种疼痛，如头痛、咽喉痛、肩颈部僵硬疼痛、腰酸背痛、肌肉酸痛、关节疼痛等。并排除一切可能导致疼痛的各种疾病，如关节炎、风湿病、肿瘤等。

4. 其他症状性亚健康 以其他任何症状为主诉，主要表现为持续 3 个月以上的其他任何症状，并排除一切可能导致这些症状的各种疾病。当多种症状同时出现，以最为严重者作为归类依据。

二、心理亚健康

心理亚健康状态是现代社会日益凸显的一种亚健康分型，通常由内、外环境共同造成。日趋激烈的社会竞争，不断加快的生活节奏，以及各种来自家庭、工作、经济、人际交往的压迫，使得人体不可避免地会面对各式各样的矛盾和压力，其所承受的极大心理压力、被压抑的心理情绪、矛盾的心理冲突等，都会引起自主神经系统、内分泌系统和免疫系统的一系列变化。每个人都会有心理状态起伏的时候，正常人在面对心理压力时，一般可以通过娱乐和休息的方式调节心理来恢复健康向上的心理状态，但处于亚健康状态的心理则难以进行有效的调整而处于较长时间的消极情绪中。常见的心理亚健康类型有以下几种。

1. 焦虑性亚健康 焦虑性亚健康是最常见的心理亚健康类型。主要表现为持续 3 个月以上的焦虑、担心、恐慌，并且不满足临床上对焦虑症的诊断标准。焦虑情绪是一种缺乏具体指向的紧张和不愉快情绪，人体多感到焦虑不安、急躁易怒、恐慌、强迫，常伴有失眠、噩梦，以及血压增高、心率增快、口干、多汗、尿频、腹泻等自主神经症状。

2. 抑郁性亚健康 抑郁性亚健康是一种现代人常见的心理亚健康类型。主要表现为持续 3 个月以上的抑郁情绪，并且不满足临床上对抑郁症的诊断标准。处于抑郁情绪的人多感到情绪低落、抑郁寡欢、兴趣减低、悲观、冷漠、自责、自尊感低，并常伴有失眠或嗜睡、食欲或性欲减低、记忆力减退、体重下降、缺乏活动等表现。

3. 恐惧性亚健康 恐惧性亚健康主要表现为持续 3 个月以上的恐惧情

绪，并且不满足临床上对恐惧症的诊断标准。处于恐惧情绪的人多感到恐惧、害怕、胆怯等，并伴有妒忌、孤独、神经质、疑病、心烦意乱、精神不振、记忆力减退、注意力不集中，以及失眠、健忘、反应迟钝、想象力贫乏、情绪易激动、遇小事容易生气、爱钻牛角尖、过于在乎别人对自己的评价等表现。

4. 疑病性亚健康 疑病性亚健康主要表现为持续 3 个月以上的疑病情绪，并且不满足临床上对疑病症的诊断标准。处于疑病情绪的人过分关注和担心自身的健康状态，常感到多疑、敏感、胆怯等不良情绪，并伴有失眠、易怒、脆弱、爱钻牛角尖、情绪易激动等表现。

5. 记忆力下降性亚健康 记忆力下降性亚健康主要表现为持续 3 个月以上的近期记忆力减退或无法集中注意力做事情，并且排除器质性或非器质性精神类疾病患者。处于记忆力下降亚健康的人多感到难以记住近期发生的事物，时常出现词不达意或脑子一片空白的情况，并伴有失眠、反应迟钝、做事前后矛盾等情况。

三、社会交往亚健康

社会交往亚健康或称人际交往亚健康，是一种反映现代人与人之间情感联系日益减弱的亚健康分型，主要指个人持续 3 个月以上的人际交往频率减低、人际关系淡化、人际关系紧张等社会适应能力下降。主要表现为对人对事态度冷淡、冷漠，常有无助、无望、空虚、自卑、猜疑、自闭、溺爱、机械等感觉，或出现人际关系紧张、家庭不和睦、难以适应新环境、工作和学习有困难、婚外恋、早恋等现象。按照人群分类，社会交往亚健康类型有以下三种。

1. 青少年社会交往亚健康 青少年正处于人格的塑造期，分辨能力、判断能力尚不成熟，常常容易受到家庭、学校、交友、社会以及个体自身发育等多方面因素的影响，出现社会交往亚健康的状态。主要表现为青少年在学校、集体生活中适应困难，独立生活能力差，新环境适应能力低，人际关系处理能力弱，并因此常常导致情绪低落、压抑、苦闷等，严重者可能影响正常学习生活。

2. 成年人社会交往亚健康 成年人属于个体的人生观、价值观、世界观都已基本成熟的时期，但相较于处于求学时期的青少年而言，成年人所需要面对的社会问题更复杂,一旦无法适应并处理这些问题,很容易导致社会交往亚健康的状态。主要表现为社会环境适应能力低,复杂的人际关系处理能力弱,事业与家庭关系平衡能力差,工作及生活压力无法排解等,因此常陷入不良情绪中。

3. **老年人社会交往亚健康**　老年人社会交往的亚健康通常是指个人在退休后,面对生活内容、社会角色和社会地位的转变,所出现的消极情绪状态。主要表现为失落感和孤独感增强,行为反常,遇小事容易生气,人际交往能力降低,态度冷淡、冷漠等。

四、思想亚健康

除了上述传统的躯体亚健康、心理亚健康、社会交往亚健康三大分类,亚健康还突出表现在思想上,是指人们在世界观、人生观、价值观、道德观上存在着不利于自己和社会发展的精神偏差。思想亚健康主要表现为思维方法的不科学、不健康,容易出现思想表面化、偏执、轻信、脆弱、固执、失范或越轨等。如个人深陷"传销"甚至"法轮功"等违法犯罪思想,对待事物偏听偏信,挑战健康思维方式,违反社会伦理和道德规范等。

五、行为亚健康

亚健康表现在行为上,主要是指个体自觉或不自觉地对行为的管理和控制能力出现偏差。行为亚健康多源于个体对自己行为的失控、错控,主要表现为行为失常、无序、偏激或行为不当等。如处于行为亚健康状态的人群常常感到无法通过有效地自学、自省、自律等方式控制自己的行为,使其符合正常的社会要求。

第五节　亚健康的干预

一、自我觉醒

亚健康是介于健康与疾病之间的一种质态,其生成根源主要在于主体对自身健康的忽视,同时与环境有着密切联系。随着生活水平的提高,健康越来越受到重视，亚健康的防治已成为人们关注的重点。各类各种防治方法、防治策略精彩纷呈，然多从医方着手，而少言及公民在自我防治中的重要作用。然而人们本质上是社会性的和互相依赖的，人们彼此寻求以友谊、家庭和社会的方式相互陪伴，为了安全和生存的目的相互依赖。"对于人们身体方面个性的适当关怀，对于一个人做出关于自己身体方面决定权的关注必须与这样一个事实进行权衡，即每一个行为都会影响到他人。"依据中医"治未病"概念，人们的健康状况可分为健康未病期、欲病未病期、已病未盛期、愈后康复期几大状态，相应地医学专业应对策略是"未病先防、既病防变、瘥后防复"。转换成公民健康义务意识的视角，可见健康维护义务意识、健康恢复义务意识和健康增进义务意识，当是每个公民应尽的健康自我护卫职责。

只要不是受经济与医学条件限制，人们对于"既病防变、瘥后防复"一直给予高度关注，然而对于亚健康之"未病先防"的认同，确有着很大的差距。世界卫生组织按严格的生理和心理标准进行的一次全球性调查显示，真正健康者仅占5%，有病者占20%，有75%的人处于一种似病非病、介于健康与疾病之间的"亚健康状态"。2002年7月，我国一次覆盖16个百万以上人口城市成年居民抽样调查中，3个城市亚健康人数的比例（北京市75.3%；上海73.49%，广东73.41%）与世界卫生组织的预测评估一致。由此可见，亚健康的流行程度和受影响人群众多。虽然亚健康不是疾病，却是现代人身心不健康的一种表现。此时身体已经出现了营卫、阴阳、气血、脏腑的失衡征象，只是尚未发展到"已病"的状态而已，多归属于中医无病有症范畴，此时状态极不稳定，易于变化，它既会因为处理得当而恢复到健康状态，又可因为处理不当而发展为各种疾病。如何截断这种似病非病的"中间状态"，延缓甚至不让它发展成疾病，人们首先应该自我觉醒，清醒认识其形成原因和危险预警意义。

1. **亚健康状态是疾病的超早期症状**　在这个时期，人体还不具备诊断为某一疾病的特征，往往仅表现为疲乏无力、食欲不振、睡眠不佳、烦躁易怒、身体瘦弱、头晕头痛、腰酸腿软，皮肤干燥等一般性症状。通过反复检查，往往不能发现其他特定的阳性体征，也无法证实其存在某种器质性疾病。但这些一般性症状可能是某些疾病的超早期表现，像头晕头痛不一定表现出血压升高、劳累后胸闷不一定是冠心病一样，但随着年龄的增长和时间的变化，这部分人群最终发展成高血压、冠心病的概率相当大。因此，亚健康状态有向某疾病过渡的倾向性。

2. 亚健康状态是某些不良嗜好的后果　吸烟、酗酒、吸毒等不良嗜好，直接影响人体的健康。吸烟可使胃部血管收缩，同时抑制胃黏液的分泌，破坏胃黏膜屏障；长期或大量的饮酒引起胃黏膜充血水肿，甚至出血，诱发胃病；毒品所含的多种有毒物质干扰了人体正常的生理、生化、代谢过程，可以引发毒物依赖性和成瘾性等。这些不良嗜好使人们萎靡不振、丧失上进心，失去部分身心健康和在工作中的创造潜力。熬夜、网瘾是现代另一大类不良特殊嗜好，虽然不会直接让人摄入有害物质，但其对人体生物规律的破坏和生活其他方面的多重负面影响却是众所周知的。

3. 亚健康状态是不合理饮食的后果　不合理的饮食包括不合理的饮食习惯和饮食结构不良，如忽视早餐、滥用食品添加剂、喝过多的咖啡、吸烟、酗酒等，易形成溃疡病或引起低血压、低血糖。饮食结构的变化使脂肪和蛋白质在饮食中的比重增高，加之运动减少，使许多人发展成为超重或肥胖症，而肥胖所引起的人体危害也是广为人知的。

4. 亚健康状态是人体生物钟运行失常的结果　研究发现，影响健康的后天因素当中，个人的生活方式占到很大比例，如缺乏运动、久坐、熬夜、饮食不规律等。人体存在着生活节律，由于人体对外环境有规律的周期性变化，有着同步的周期性适应变化，如日节律、月节律及年节律等。如夜班工作人员或频繁出差及旅行者，其生物钟的正常运行不断受到干扰，造成各种不适应的感觉，久之可以导致疾病发生。人的一生要经历不同的时期，如性功能成熟期和消退期、产前产后期、围绝经期、老年期等，如果调整不及时，也会出现各种各样的不良反应，同时也是一些疾病的早期证候。

5. 亚健康状态是社会心理因素影响人体的结果　人体的亚健康状态除受诸多自然因素的影响外，更重要的是受政治、经济、文化教育、风俗习惯等社会因素的影响。社会心理因素和健康的关系是密切相关的，也是错综复杂的。如紧张的社会事件，生活方式的变化，社会地位的改变，退休、离岗等，都可以使人产生不良情绪，使机体处于亚健康状态，久之造成各种疾病。

只有充分认识到以上几大类导致亚健康的原因，才能加强自我保健意识，及时消除亚健康状态，促使其向健康转化。重视亚健康，拥有强烈的自我保健意识将成为一种时尚。"健康不仅是基本人权，而且是自我责任。"

二、专门机构检测与评估

目前，用于测量亚健康状态的方法主要有以下几种，每种方法在实际工作中各有千秋，尚没有形成标准化体系。

1. **量表（问卷）检测评估法** 目前对亚健康状态的检测主要依据量表（问卷）测量，常用的有 Delphi 法、康奈尔医学指数（CMI）、综合心理评定量表 SCL-90、健康状况调查问卷（SF36）等。许多学者在研究过程中，多根据研究需要采用自制亚健康状态量表。有专家以不适和能力减退为基本特点，根据慢性应激对人体主要系统的影响，制定亚健康状态的评价指标，并经过临床专家和流行病学专家的讨论，最终形成了包括 5 个维度（疲劳症状、心血管症状、胃肠道症状、免疫力症状和精神症状）、25 个条目的正式调查问卷。将问卷在 3000 人中进行测试，获得了较好的信度和效度，该方法（SHSQ-25）得到了国际认可。康奈尔医学指数（Cornell Medical Index，CMI）是美国康奈尔大学 Woff HG.Brodman 等编制的自填式健康问卷。问卷内容包括 4 个部分：躯体症状、家庭史和既往史、一般健康和习惯、精神症状。CMI 问卷判定方法：CMI 问卷分成 18 个部分，每部分按英文字母顺序，共 195 个问题。每个问题回答"是"者记 1 分；回答"否"者记 0 分。全部项目相加得出 CMI 的总分。采用男性总分 ≥ 35 分，M-R ≥ 15 分；女性总分 ≥ 40 分，M-R ≥ 20 分。达到此标准的即为正常人群中筛查到的躯体和心理障碍者。症状自评量表（Self-reporting Inventory，SCL-90）由 L. R.Derogatis 于 1973 年编制，包含了从感知、情绪、行为到人际关系、生活习惯和饮食睡眠等 90 个项目广泛的心理症状内容，是评估不同群体心理健康状况的可靠工具。1996 年，该量表开始作为我国老年人心理健康状况研究的调查工具被广泛使用。

2. **心理功能衰退指数（MDI）** 健康评价法 MDI 是世界卫生组织（WHO）对人类死亡危害最大的疾病所提示的各项指标进行测定，最后量化计分的一种健康评估方法，包括躯体、心理、社交障碍指标等。根据被测者的实际检测状况逐项打分（采取百分制，满分为 100 分），对应于 WHO 的健康定义，进行综合评价。其标准是 85 分以上为健康状态，70 分以下为疾病状态，70 ~ 85 分为亚健康状态。MDI 所依据的提示包括依次排列的对心血管疾病监测集中风预报、恶性肿瘤征象提示、脏器病变提示、血液及过敏提示、体内污染测定、内分泌系统检查、肢体损害探测、服药效果探测等躯体性指标，以及近几年来增加的心理和社交障碍指标。

3. 主要症状标准检测　常用的有美国疾病控制中心制定的慢性疲劳综合征（CFS）或"不定陈述综合征"的诊断标准，其他国家如日本、澳大利亚、英国，分别制定了各自的 CFS 标准。美国疾病控制中心制定了诊断标准，其内容包括以下 3 个方面：

（1）持续或反复出现的原因不明的严重疲劳，病史不少于 6 个月，且目前患者职业能力、接受教育能力、个人生活及社会活动能力较患病前明显下降，休息后不能缓解。

（2）同时至少具备下列 8 项中的 4 项：①记忆力或注意力下降；②咽痛；③颈部僵直或腋窝淋巴结肿大；④肌肉疼痛；⑤多发性关节痛；⑥反复头痛；⑦睡眠质量不佳，醒后不轻松；⑧劳累后肌痛。

（3）排除下述的慢性疲劳：①原发病原因可以解释的慢性疲劳；②临床诊断明确，但在现有的医学条件下治疗困难的一些疾病持续存在而引起的慢性疲劳。该诊断是一个排除诊断，应在确信排除了其他疾病的基础上进行，不能以病史、体格检查或实验室检查作为特异性诊断依据。

但有学者认为，医学界已明确指出"慢性疲劳综合征"是一种疾病，并不属于亚健康的范畴，因此能否以 CFS 标准或"不定陈述综合征"的标准来评价亚健康状态还有待进一步研究。

4. 实验室量化检测　检查分为一级检查和二级检查。一级检查即一般的体格检查，如果没有明显的症状，一级检查不能查出病因时，可用二级检查，如运动试验、24 小时动态血压检测、脑电图、标准量表的心理状态测试。还可采用微观手段进行个体化体检，如机体免疫细胞功能检测、血液超高倍形态检查与疾病相关的 DNA 和基因 PCR 检查等，都能发现人体微小的生理改变。如果各项检查结果基本为正常、正常高值或临界状态，起病呈急性或亚急性，任何一种临床症状持续 6 个月以上而又难以确诊为某一疾病时，即应诊断为亚健康。在明确亚健康诊断前，一定要排除器质性疾病。常用方法有以下几种：

（1）量子检测仪：根据日本京都大学中古义雄博士研究的皮肤电阻与疾病的关系，各种内脏疾病患者都会出现特定的皮肤电阻反应，这一原理采集人体皮肤表面生物电信号，再汇总到中心数据库进行综合分析判断对被检测者的健康状况和主要问题做出科学诊断，并提出规范的防治建议。

（2）"一滴血"检查：即采用超高倍显微镜（MDI）进行健康评估，通过血细胞形态、氧自由基形态及分布，结合中医全息胚理论对受检者的症状体征作出判断。1978年，美国学者Bradford博士主持的Bradford研究所（BRI）率先提出了氧化学的概念，用来研究在亚健康或疾病状态下反应性氧中毒物质（reactive oxygen toxic species，ROTS）的变化情况。氧自由基学说认为，人的生命过程中，机体要不断代谢，在代谢过程中不断产生氧自由基，自由基和血浆与机体细胞相互作用形成ROTS块，它的出现是机体病理生理变化的表现。多功能超高倍显微分析仪就是借助ROTS块反映机体组织系统新陈代谢的失调状态、机体应激状态或疾病状态这一原理，结合细胞形态，全息胚理论区域划分，对机体健康、亚健康状态做出判断和预测。其理论依据是：机体的某一部分是整个机体的缩影，储藏着机体的所有信息，机体任何一部分都具有和机体信息的相关性。血液是信息的载体，血液在形成血滴时信息则以一种特殊形式表现在血液中。全息胚学说理论告诉我们，无数个血细胞集结而成的血滴是一个高级全息胚，整个人体相对应的部位和各大脏器通过血细胞携带信息反馈到血滴上来。MDI健康评估通过活血血液有形成分检测和干血自由基损害遗迹检测，无需染色即可观察到血液中各种有形成分的形态和活力，从而获得细胞水平的真实原始信息。活血片基本再现了血液在血管里流动的情形；干血片色彩鲜艳、清晰明了，细微变化一目了然。活血血液有形成分检测，用相差视野、暗视野进行显微观测，可以直接观测到血液中各种有形成分，如血液中的红细胞、白细胞、感染的病原微生物、血细胞状态变化、血小板聚集、白细胞吞噬功能及免疫功能、乳糜微粒、胆固醇结晶、尿酸结晶、脱落的粥样硬化斑块；还可了解血液流变学中高凝、高黏、高聚状态，病理生理变化等，对健康状况、疗效估价、预后判断及研究各种疾病提供了重要信息。利用末梢血可以看到干血片的活性氧毒性物，它的形成是全身各系统新陈代谢失调和机体在应激状态或疾病状态下产生的，是自由基和体细胞相互作用的结果，是机体生理病理改变的表现。在干燥血片中，自由基表现为白色多形性，根据其大小、形态及其内含物，结合临床，为亚健康状态群体及无临床症状的疾病早期阶段患者提示筛选各类疾病，尤其是提示早期肿瘤。"一滴血"检查10分钟即可得到全身健康状况的信息，是所有检查中诊治最快速、最简便、最全面的一种检查方法，为全科医生早期诊断及治疗提供帮助。

（3）TT-M热成像：TT-M热成像是以功能学为主的医学影像技术新领域，同时还具有目前其他影像诊断设备所无法做到的人体器官代谢功能影像显示，特别是对人体代谢状况的数字可视化，使人类有史以来第一次可以评估人类思想的状况。

（4）虹膜检测：虹膜诊察主要通过使用专业虹膜仪观测左右眼虹膜的反射区，参考虹膜对照表所显示，虹膜师就可以观察出人体组织器官、各系统、内分泌腺体的衰退、障碍及其未来发展的可能性。甚至可看出人类遗传的弱点，药物或毒素的积累及因生活饮食习惯、工作、环境所造成的体质或生理问题。

（5）细胞振动频率功能检测：检测中患者只要平卧在"光波仓"内，佩戴耳机式频率感受器，开启计算机，就可以收集到人体各系统组织器官细胞的振动频率，经计算机比对分析后，得出检验结果，出具图文报告。

5. 中医评价法

（1）中医证候量表：处于亚健康状态的人大多没有明显的器质性疾病，但从中医辨证理论上，机体已处于阴阳失衡、脏腑气血改变的状态，这种状态就可以用中医学的"证"的诊断分类方法去判断和概括。随着信息技术的发展，中医学舌、面、脉诊等检测方法客观化，使中医对亚健康状态的诊断能够形成自己的标准。根据2006年中华中医药学会发布的《亚健康中医临床指南》提出的亚健康中医常见的7种证候（肝气郁结、心脾两虚、肝肾阴虚、肺脾气虚、脾虚湿阻、肝郁化火、痰热内扰），提出以病性证素为切入点，建立气虚、气郁、火和湿4个维度，再结合病位证素，扩展为肺气虚、肝气虚、心气虚、脾气虚、湿、胃火、肝火、心火和肝郁共9个维度，通过临床流行病学、数学、统计学、循证医学等多学科的协同攻关，构建合理的亚健康状态证候诊断标准。王学良将调查表结构分为3个部分：①躯体症状（体现亚健康状态常出现的主要躯体症状、女性情况及睡眠、饮食、二便等日常生活中的基本情况）；②心理症状（体现情绪异常的各个不同侧面）；③社会症状（社会交往方面的症状），初步定了72个条目，由被调查者自己完成。还有主诉、伴随症状、舌苔、脉象等中医望、闻、问、切部分，由调查医师与被调查者面对面地进行结构式访问来完成，作为中医证候诊断的依据，获得了较高的信度和效度。

（2）中医经络检测：国内外电生理学实验发现，经穴处存在 Ca、Fe 元素和 Ca^{2+} 离子的富聚，以及经络循经传导线上与经穴点有关三磷酸腺苷（ATP）较多的细胞集聚等实证结果，Ca^{2+} 离子作为细胞间质中第一、第二信使，参与细胞生长发育重要过程，在人体生命过程中扮演着重要的角色，因此经络测量可能成为采集生命科学信息的重要手段。在血液生化数值等诊断指标变化前，经络信息与其他"生物 - 心理 - 社会"的综合标记群的合参可能会更准确地揭示一些生命现象的量化本质，如亚健康状态。

（3）中医体质辨识：黄彦在应用症状自评量表（SLC-90）、生存质量量表、抑郁自评量表（SDS）、特质对应方式的同时，强调应用中医体质量表及中医证候表，对亚健康状态人群的中医体质特征及证候特征做比较详细的研究。研究发现，亚健康人群的学历更高和经济状况更好，其原因可能是脑力劳动者身心压力更大所致；在体质分类上，亚健康人群偏颇体质明显高于健康人群，以阳虚质和气虚质为主；在 SCL-90 评分上，各因子阳性结果发生率远远高于健康人群，这表明亚健康状态与心理因素关系密切；在特质应对方式上，亚健康人群以消极应对方式为主所占比重很高，达到 26.27%；在生活质量评价上，亚健康生活质量明显低于健康人群水平。

三、专家制订方案与指导

根据 WHO 关于健康的定义，结合中华中医药学会《亚健康中医临床指南》提出的概念，制定亚健康的判断标准：①持续 3 个月以上反复出现的不适状态或适应能力显著减退，但能维持正常工作；②无重大器官器质性疾病及精神心理疾病；③尽管具有明确的非重大器官器质性疾病或精神心理疾病诊断，但无需用药维持，且与目前不适状态或适应能力的减退无因果联系。亚健康作为健康与疾病的中间状态，与上游的健康状态和下游的疾病状态有部分重叠，如及时发现和控制此状态则会向健康转化，反之则易产生身心疾病。这种临界的、动态的亚健康状态，临床表现非常复杂，涉及躯体、心理、社会适应等多个方面，这就决定了亚健康的防治必须针对躯体、心理、社会等多方面综合干预，干预手段不应像针对疾病那样以针药治疗为主，应从生活行为方式、饮食习惯、精神心理层面以及社会人际关系等多方面同时入手，不仅关注健康，还要兼顾疾病，才能使亚健康得到根本、全面的调

国医大师

孙光荣 论中医养生

治。由专业机构的亚健康专家团队制定出系统性防治亚健康的干预方案与指导，克服既往强调单因素如纠正病因、心理疗法、音乐疗法、体育疗法、外治疗法和中药保健疗法等等的不足，采取"亚健康状态三级干预方案"。

1. **一级干预** 以自我保健、健康教育为主。干预方案是通过普及生活行为指导、以预防为主的养生保健等科普知识，进行大规模的自我保健意识、亚健康防治知识讲座，发放"亚健康干预手册"等方式，来提高广大民众的自我诊断知识、自我保健意识以及自我心理调节能力，使众多亚健康状态人群通过自己的调节保健而恢复健康，达到"治未病"的境界。此研究方法可以减少一对一宣教的精力、时间的浪费，可以使受教者根据自己自身的具体情况选择有益的生活习惯或避免不良生活习惯。但通过跟踪随访，针对依从性不够的特别人群，给予个体化的健康教育依然不可少。此类人群一般需要给予比较具体的饮食建议、运动指导，反复强调戒烟限酒的重要性，在沟通过程中，首先要了解患者的家庭、工作、性格差异，并保护患者隐私，然后有针对性地给予个体化指导，通过关心、传授健康知识来减轻患者的心理压力，让其善待压力，把压力看做生活不可分割的一部分。建立健康指导卡，随时观察患者的心理反应，给予对应的指导，帮助患者自我调节，消除不良情绪，提高依从性。

2. **二级干预** 二级干预以进行普查、筛检、定期健康检查以及亚健康量表自测等干预亚健康状态，对其可能的不良后果提出警告与相关建议，即早发现、早诊断、早治疗为主。对于经过亚健康一级干预的自我调节保健，亚健康状态未见明显改善的人群，需要咨询专业医师，进行身体的普查、筛查或定期的健康检查，结合《亚健康状态调查表》，综合判断是属于亚健康或是疾病状态，并提出保健或治疗的建议，即进行二级干预。

3. **三级干预** 三级干预是采用中医辨证论治为主要措施的临床干预亚健康状态为主。针对亚健康个体，由亚健康专科医师制订个体化和集体的保健计划及其干预措施，对已经出现症状并且比较明显的个体，对其进行辨证调治，提出相应的健康调养的指导如心理平衡、适量运动、合理饮食及纠正不良生活等，由经过培训的中医临床医师，进行中医药综合干预措施，并进行亚健康改善的动态跟踪服务，定期回访。干预结束后对其进行健康状态、临床疗效综合评估。

第三章 关于亚健康

83

四、实施方案与效果检验

亚健康状态研究是目前医学研究的热点领域，加强亚健康状态干预方案的研究，提高亚健康干预的临床疗效，减少亚健康状态人群的现患率具有良好的科研价值和社会效益。预防、治疗、缓解亚健康的方法与对策主要有以下几种。

1. 医学疗法 对于出现亚健康的人群来说，可以采用医学的方式进行治疗，如通过药物、推拿、针灸、食疗等方式遵照医嘱逐步向健康状态转变。

2. 心理平衡疗法 西医学认为，良好的心理状态有助于分泌有益于健康的激素酯类和乙酰胆碱等，可调节机体至最佳状态，提高机体免疫力。相反，不良的心理状态和情绪，可导致免疫系统功能失调，体质下降，从而引起多种疾病的发生。

3. 音乐疗法 音乐可使人体各项生理指标恢复正常，在亚健康状态治疗中具有不可替代的作用。虞子敏等的研究结果显示，音乐与健康密切相关，音乐疗法是治疗亚健康状态的有效方法之一，对失眠、情绪低落、疲倦、烦乱、紧张不安、易激动等症状有明显的改善作用。

4. 体育疗法 国内外研究发现，参加有指导的运动项目能减轻亚健康症状和提高亚健康者的日常生活质量，渐进有氧运动练习对亚健康者的认知和躯体功能有显著的促进作用，可降低焦虑、抑郁。

虽然已经认识到亚健康状态是由于生物、心理、社会三方面因素导致机体的神经系统、内分泌系统、免疫系统整体协调失衡、功能紊乱所致，但西医在亚健康研究上由于理论研究基础薄弱等因素，造成西方医药界至今没有提出很好的治疗办法。我国中医专家罗仁带领的课题组结合中医"治未病"的思想和"生物 - 心理 - 社会"的医学模式理论，在临床实践基础上，首次提出系统性的"亚健康状态三级干预方案"。经随机对照的临床研究发现：二级干预和三级干预对减轻亚健康状态症状都具有较好的疗效，三级干预方案的效果更明显。亚健康状态三级干预方案通过一级和二级干预，提高亚健康状态人群的认知程度，增强保健意识，使亚健康状态人群通过自我的心理调节、饮食均衡和运动保健等措施，进行早期的自我干预，使亚健康状态干预的窗口前移，起到中医"治未病"的作用。在二级干预的基础上，实施完整的三级干预方案，在亚健康专科医师的指导下进行心理疏导和应用中药、针灸、理疗等方法，对亚健康状态症状进行三级干预，有助于提高临床干预效果。针对不同人群的生活状态以及亚健康产生的原因，有不同的实施方案，但运动疗法却是最常用和最有效的方法。在缺乏体力活动人群的亚健康防治方面，体育运动有着特殊的效果，它能够强健体魄、愉悦身心、缓解压力，不仅能够促进身体健康，对防治疾病也起着积极的作用。例如广场排舞作为健身领域的一项新兴运动，已经受到越来越多中老年女性的喜爱。通过广场排舞运动可以促进体质健康，缓解工作带来的紧张情绪，锻炼塑造健美体型，培养高雅的艺术气质，促进人际关系和谐，使参与者获得身心的愉悦，所以在亚健康的防治方面能发挥积极的作用。宗萍萍的研究表明，广场排舞对中年女性的亚健康干预效果是明显的、积极的，能够改善并减轻亚健康程度，是预防和治疗亚健康的有效手段之一。由于广场排舞是以躯体活动为主要形式的一项运动，故对躯体亚健康干预效果最佳。虽然对心理亚健康和社会关系亚健康的干预效果不是很理想，但在一定程度上也产生了积极的影响。针对知识女性，吴燕丹提出并探讨了运用音乐有氧健身练习改善亚健康状况的操作方案，此方案完成一次有氧健身组合的时间需 1 小时左右，前35 分钟主要是全身性的有氧步伐组合为主，针对知识女性伏案工作时间较长，体力消耗较小的特点，提高她们的心肺功能及改善颈、肩，腰、腿等职业病隐患。在进行了强度较大的有氧练习之后，再根据知识女性普遍较注重自身形体、仪表与风度的特点，编排 15 分钟左右，3 套针对区域不同、风格迥异的形体姿态操，古典的《鹤舞云天》，动作轻灵舒展，舞姿柔曼优美；千古绝唱《梁祝》，一直是女知识分子的最爱，蝶舞翩翩，在美妙的旋律中将身体曲线雕琢得淋漓尽致；怀旧华尔兹《友谊地久天长》，配合轻盈流畅的舞步，不仅可以消除疲劳，更可陶冶身心。最后以简单的瑜伽放松姿势，辅以轻灵的大自然音乐，让人达到身心完全的舒缓与平衡。问卷调查显示，参加锻炼者普遍反映体重减轻，身材变得苗条结实，慢性疾病也不治而愈；睡眠质量改善，精力充沛，精神愉快，患有高血压的锻炼者血压都能控制在较正常的水平，腰、颈椎疼痛等职业病有明显改观，体质增强，患感冒次数减少了。

　　运动医学的研究表明，体育运动是缓解疲劳、促进健康的有效方式。处于亚健康状态下的人体容易疲劳，疲劳应激将引起免疫细胞的分泌受限，导致疾病加重，体育运动能够促进人体正常生理周期的调整和积蓄体能，这有益于增加人体抗疲劳能力。体育运动还能够促进全身"整体-系统器官-细胞分子"从上至下统一协调，使人体各级功能得到全面提高，从而改善各系统的功能，即使对于户外体力劳动者亚健康状况进行运动干预，只要坚持结合个体的兴趣爱好、身体状况和社会因素等几个方面综合制定运动处方，仍旧可以达到科学健身的目的。

有研究表明，传统保健体育太极拳练习是一种体动、意动、气动三者合一的运动模式，内练筋骨，外练身体，能强健五脏、改善五脏功能，起到调整人体不良情绪，具有改善躯体亚健康和心理亚健康的作用。近年来，传统中医药因其"简便廉效"特点在亚健康诊疗方面发挥巨大优势，多种外治法如针灸、推拿、拔罐、刮痧、耳穴、穴位贴敷等均取得较好的临床疗效。

第六节　中医体质与亚健康

中医体质是指人体生命过程中，在先天禀赋和后天获得的基础上所形成的形态结构、生理功能和心理状态方面综合的、相对稳定的固有特质；是人类在生长、发育过程中所形成的与自然、社会环境相适应的人体个性特征。中医体质主要包括平和质、气虚质、阳虚质、阴虚质、痰湿质、湿热质、气郁质、血瘀质、特禀质九种；除平和质外，其余八种体质合称为偏颇体质。

亚健康是介于健康与疾病之间的一种中间状态，多为器质性病变出现之前漫长的功能学的改变状态。虽出现一系列病理信息，表现为某种症状或体征，或仅有临床生化指标的部分异常，但未达到疾病诊断标准的状态。从两者的定义可以看出，中医体质是贯穿于健康人群、亚健康人群和疾病人群的；对于非疾病人群而言，平和体质属于健康人群，而其他八种偏颇体质则属于亚健康人群。

一、平和质与亚健康

1. **特征表现**　阴阳气血调和，以体态适中、面色红润、精力充沛等为主要特征。体形匀称健壮，常见面色、肤色润泽，头发稠密有光泽，目光有神，鼻色明润，嗅觉通利，唇色红润，不易疲劳，精力充沛，耐受寒热，睡眠良好，胃纳佳，二便正常，舌色淡红，苔薄白，脉和缓有力。性格随和开朗，对自然环境和社会环境适应能力强。

2. **形成原因**　先天禀赋良好，后天调养得当，即先天遗传条件良好，后天饮食起居习惯适宜。

3. **患病倾向**　平素患病较少。

4. **调理方案**　保持阴平阳秘。

（1）饮食调理：饮食应清淡，不宜有偏嗜。春季宜食辛甘之品以发散，而不宜食酸收之味。宜食韭菜、香菜、豆豉、萝卜、枣、猪肉等。夏季宜多食辛味助肺以制心，且饮食宜清淡而不宜食肥甘厚味。宜食菠菜、黄瓜、丝瓜、冬瓜、桃、李、绿豆、鸡肉、鸭肉等；秋季宜食性润之品以生津液，而不宜食辛散之品。宜食银耳、杏、梨、白扁豆、蚕豆、鸭肉、猪肉等；冬季宜食温补之品以保护阳气，而不宜食寒凉之品。宜食大白菜、板栗、枣、黑豆、刀豆、羊肉、狗肉等。

（2）生活起居：生活应有规律，不要过度劳累。不宜食后即睡。作息应有规律，应劳逸结合，保持充足的睡眠时间。

（3）体育锻炼：根据年龄和性别，参加适度的运动。如年轻人可适当跑步、打球，老年人可适当散步、打太极拳等。

二、气虚质与亚健康

1. **特征表现**　元气不足，以疲乏、气短、自汗等气虚表现为主要特征。肌肉松软不实，平素语音低弱，气短懒言，容易疲乏，精神不振，易出汗，舌淡红，舌边有齿痕，脉弱。性格内向，不喜冒险。不耐受风、寒、暑、湿邪。

2. **形成原因**　先天不足，或后天失养，或肺脾肾功能失调，也可因劳伤过度、久病耗伤、年老体弱所致。

3. **患病倾向**　机体整体功能下降，免疫力低下，易患感冒及内脏下垂等症。进一步发展易导致阳虚、血虚或血瘀而引发机体功能性或器质性病变。

4. **调理方案**　补中益气。

（1）饮食调理：可多食具有益气健脾作用的食物，如黄豆、白扁豆、黄米、粳米、大麦、莜麦、蚕豆、豌豆、土豆、白薯、胡萝卜、香菇、大枣、桂圆、怀山药、黄芪、蜂蜜、莲子、菱角、猴头菇、芡实、红薯、栗子、人参、黄鳝、虾、鸡肉、鹌鹑肉、泥鳅、鹅肉、鸽蛋、鸽肉、羊心、羊肚等。少食具有耗气作用的食物，如柚子、柑、槟榔、空心菜、生萝卜等。

（2）生活起居：起居宜有规律，夏季应适当午睡，保持充足的睡眠。平时要注意保暖，避免劳动或剧烈运动时出汗受风。不要过于劳作，以免伤正气。

（3）体育锻炼：可做一些柔缓的运动，如在公园、广场、庭院、湖畔、河边、山坡等空气清新之处散步、打太极拳、做操等，并持之以恒。不宜做大负荷运动和出汗运动，忌用猛力和做长久憋气的动作。

（4）药膳调理

黄芪童子鸡：取童子鸡1只洗净，用纱布袋包好生黄芪9g，取一根细线，一端扎紧纱布袋口，置于锅内，另一端则绑在锅柄上。在锅中加姜、葱及适量水煮汤，待童子鸡煮熟后，拿出黄芪包。加入盐、黄酒调味，即可食用。可益气补虚。

山药粥：将山药30g和粳米180g一起入锅加清水适量煮粥，煮熟即成。此粥可在每日晚饭时食用。此粥具有补中益气、益肺固精的作用。

（5）情志养生：多参加有益的社会活动，多与别人交谈、沟通，以积极进取的态度面对生活。

三、阳虚质与亚健康

1. **特征表现**　阳气不足，以畏寒怕冷、手足不温等虚寒表现为主要特征。肌肉松软不实，平素畏冷，手足不温，喜热饮食，精神不振，舌淡胖嫩，脉沉迟。性格多沉静、内向。耐夏不耐冬；易感风、寒、湿邪。

2. **形成原因**　阳虚，指气虚或命火不足，脏腑功能减弱，尤以脾肾阳虚不能运化精微，吸收营养，以温养脏腑，因而热能不足，卫气不固，影响末梢循环，发生外寒的病证。

3. **患病倾向**　肿胀、泄泻、关节炎、咳嗽、慢性肠炎、阳痿、痛经等；感邪易从寒化。

4. **调理方案**　温阳补气。

（1）饮食调理：平时可多食牛肉、羊肉、狗肉、鳝鱼、河虾、海虾、海参、韭菜、核桃、生姜、蒜、芥末、葱、花椒、胡椒、蜂王浆等甘温益气之品；少食黄瓜、柿子、冬瓜、藕、莴苣、梨、西瓜、荸荠等生冷寒凉食物；

少饮绿茶、冰镇饮品。

（2）生活起居：居住环境应空气流通，秋冬注意保暖。夏季避免长时间待在空调房中，可在自然环境下纳凉，但不要睡在穿风的过道上及露天空旷之处。平时注意足下、背部及下腹部丹田部位的防寒保暖。防止出汗过多，在阳光充足的情况下适当进行户外活动。保持足够的睡眠。早晨晒太阳；晚上用温水泡脚，泡到出汗；用桃木小棍子敲打督脉，桃木为春天开花，用桃木敲打督脉，可补充阳气。自行按摩气海、足三里、涌泉等穴位，或经常灸足三里、关元，可适当洗桑拿、温泉浴。

（3）体育锻炼：可做一些舒缓柔和的运动，如慢跑、散步、打太极拳、做广播操。夏天不宜做过分剧烈的运动，冬天避免在大风、大寒、大雾、大雪及空气污染的环境中锻炼。

（4）药膳调理

当归生姜羊肉汤：当归20g，生姜30g，冲洗干净，用清水浸软，切片备用。羊肉500g剔去筋膜，放入开水锅中略烫，除去血水后捞出，切片备用。当归、生姜、羊肉放入砂锅中，加清水、料酒、食盐，旺火烧沸后撇去浮沫，再改用小火炖至羊肉熟烂即成。本品为汉代张仲景名方，温中补血、祛寒止痛，特别适合冬日食用。

韭菜炒胡桃仁：胡桃仁50g开水浸泡去皮，沥干备用。韭菜200g摘洗干净，切成寸段备用。麻油倒入炒锅，烧至七成热时，加入胡桃仁，炸至焦黄，再加入韭菜、食盐，翻炒至熟。本品有补肾助阳，温暖腰膝的作用。适用于肾阳不足，腰膝冷痛。

（5）情志养生：多与别人交谈沟通。积极看待生活中不顺心的事，及时消除情绪中的消极因素。平时可听一些激扬、高亢、豪迈的音乐以调动情绪，防止悲忧和惊恐。

四、阴虚质与亚健康

1. **特征表现**　阴液亏少，以口燥咽干、手足心热等虚热表现为主要特征。体形偏瘦，常见手足心热、口燥咽干、鼻微干，喜冷饮，大便干燥，舌红少津，脉细数。性情急躁，外向好动，活泼。耐冬不耐夏；不耐受暑、热、燥邪。

2. **形成原因**　阴气亏损，阳气失去制约，就会产生亢盛的病理变化，出现病理性功能亢进，称为"阳亢"。因此，阴虚会引起阳气相对亢盛，阳亢则能使阴液耗损，两者互为因果。

3. **患病倾向**　肺结核、肿瘤（血瘀倾向）、高血脂、高血压、糖尿病、便秘、月经前期或闭经；感邪易从热化。

4. **调理方案**　滋阴降火。

（1）饮食调理：可多食瘦猪肉、鸭肉、黑大豆、黑芝麻、蚌肉、兔肉、鸭蛋、乌骨鸡、海松子、豆腐、豆浆、猪肉、猪髓、燕窝、木耳、乌贼鱼、牡蛎肉、鱼翅、干贝、麻油、番茄、葡萄、柑橘、香蕉、梨、苹果、桑葚、柿子、甘蔗、龟、鳖、绿豆、小豆、海蜇、芝麻、荸荠、银耳、百合等甘凉滋润之品；少食羊肉、狗肉、韭菜、辣椒、葱、蒜、葵花子、丁香、茴香等性温燥烈之品。

（2）生活起居：起居应有规律，居住环境宜安静，睡前不要饮茶、锻炼和玩游戏。应早睡早起，中午保持一定的午休时间。避免熬夜、剧烈运动和在高温酷暑下工作。宜节制房事。戒烟酒。

（3）体育锻炼：只适合做中小强度、间断性的身体锻炼，可选择太极拳、气功等动静结合的传统健身项目。锻炼时要控制出汗量，及时补充水分。皮肤干燥甚者，可多游泳，不宜洗桑拿。

（4）药膳调理

莲子百合煲瘦肉：用莲子（去心）20g、百合20g、猪瘦肉100g，加水适量同煲，肉熟烂后用盐调味食用，每日1次。有清心润肺、益气安神之功效。适用于阴虚质见干咳、失眠、心烦、心悸等症者食用。

蜂蜜蒸百合：将百合120g、蜂蜜30g，拌和均匀，蒸令熟软。时含数片，咽津，嚼食。本药膳功能补肺、润燥、清热，适用于肺热烦闷，或燥热咳嗽、咽喉干痛等症。

（5）情志养生：平时宜克制情绪，遇事要冷静，正确对待顺境和逆境。可以通过练书法、下棋来怡情悦性，通过旅游来寄情山水，陶冶情操。平时多听一些曲调舒缓、轻柔、抒情的音乐。防止恼怒。

五、血瘀质与亚健康

1. **特征表现**　血行不畅，以肤色晦暗、舌质紫黯等血瘀表现为主要特征。胖瘦均见，常见肤色晦暗、色素沉着，容易出现瘀斑，口唇黯淡，舌黯或有瘀点，舌下络脉紫黯或增粗，脉涩。易烦，健忘。不耐受寒邪。

2. 形成原因　多由气滞而血行受阻，或气虚而血行迟慢；或痰浊阻于脉络；或寒邪入于血分，血寒而凝；或邪热入血，煎灼血津；或因外力扭挫，伤及脉络；或产后恶露不下、不净等，均可致瘀。

3. 患病倾向　冠心病、动脉粥样硬化、心绞痛、心肌梗死、猝死、肿瘤等。

4. 调理方案　活血化瘀。

（1）饮食调理：可多食黑豆、海藻、海带、紫菜、萝卜、胡萝卜、葡萄干、山楂片、金橘、大黄橙、柚、桃、李、山楂、玫瑰花、绿茶、黄豆、茄子、香菇、油菜、芒果、番木瓜、红糖、黄酒、白酒、红酒等具有活血散结、行气、疏肝解郁作用的食物。少食肥猪肉等。

（2）生活起居：作息时间宜有规律，保持足够睡眠；但不可过于安逸，以免气机郁滞而致血行不畅。

（3）体育锻炼：可进行一些有助于促进气血运行的运动项目，如太极拳、太极剑、各种舞蹈、步行健身法、徒手健身操等。保健按摩可使经络畅通。血瘀质的人在运动时如出现胸闷、呼吸困难、脉搏显著加快等不适症状，应停止运动，去医院进一步检查。

（4）药膳调理

山楂红糖汤：山楂10枚，冲洗干净，去核打碎，放入锅中，加清水煮约20分钟，调以红糖进食。可活血散瘀。

黑豆川芎粥：川芎10g用纱布包裹，和黑豆25g、粳米50g一起水煎煮熟，加适量红糖。分次温服，可活血祛瘀，行气止痛。

（5）情志养生：及时消除不良情绪，保持心情愉快，防止郁闷不乐而致气机不畅。可多听一些抒情柔缓的音乐来调节情绪。

六、痰湿质与亚健康

1. 特征表现　痰湿凝聚，以形体肥胖、腹部肥满、口黏苔腻等痰湿表现为主要特征。体形肥胖，腹部肥满松软。常见面部皮肤油脂较多，多汗且黏，胸闷，痰多，口黏腻或甜，喜食肥甘甜腻，苔腻，脉滑。性格偏温和、稳重，多善于忍耐。对梅雨季节及湿重环境适应能力差。

2. 形成原因　因脾虚不能运化水湿，不能正常输布津液，于是停聚而成"内湿"，积留而成为"痰饮"。

3. **患病倾向** 易患高血压、糖尿病、肥胖症、高脂血症、哮喘、痛风、冠心病、代谢综合征、脑血管病等。

4. **调理方案** 化痰利湿。

（1）饮食调理：饮食应以清淡为原则，可多食葱、蒜、海藻、海带、冬瓜、萝卜、白萝卜、荷叶（阳虚不宜）、金橘、芥末、扁豆、茯苓饼、文蛤、海蜇、胖头鱼、橄榄、紫菜、竹笋、金橘、白果、苡仁、山药等食物；少食肥肉及甜、黏、油腻的食物，以及甲鱼、大枣、李子、柿子。

（2）生活起居：居住环境宜干燥而不宜潮湿，平时多进行户外活动。衣着应透气，经常晒太阳或进行日光浴。在湿冷的气候条件下，应减少户外活动，避免受寒淋雨。不要过于安逸，贪恋床榻。可搓热掌心，用后掌（劳宫穴）摩腹，先顺时针摩腹再逆时针摩腹，约 20 分钟。

（3）体育锻炼：因形体肥胖，易于困倦，故应根据自己的具体情况循序渐进，长期坚持运动锻炼，如散步、慢跑、打乒乓球、打羽毛球、打网球、游泳、练武术，以及适合自己的各种舞蹈。

（4）药膳调理

山药冬瓜汤：山药 50g，冬瓜 150g，置锅中慢火煲 30 分钟，调味后即可饮用。本品可健脾，益气，利湿。

赤豆鲤鱼汤：将活鲤鱼 1 尾（约 800g）去鳞、鳃、内脏；将赤小豆 50g、陈皮 10g、辣椒 6g、草果 6g 填入鱼腹，放入盆内，加适量料酒、生姜、葱段、胡椒，食盐少许，上笼蒸熟即成。本品健脾除湿化痰，用于痰湿质症见疲乏、食欲不振、腹胀腹泻、胸闷眩晕者。

（5）情志养生：保持心境平和，及时消除不良情绪，节制大喜大悲。培养业余爱好，转移注意力。

七、湿热质与亚健康

1. **特征表现** 湿热内蕴，以面垢油光、口苦、苔黄腻等湿热表现为主要特征。形体中等或偏瘦，常见面垢油光，易生痤疮，口苦口干，身重困倦，大便黏滞不畅或燥结，小便短黄，男性易阴囊潮湿，女性易带下增多，舌质偏红，苔黄腻，脉滑数。容易心烦气躁，易患疮疖、黄疸、热淋等病。对夏末秋初湿热气候，湿重或气温偏高环境较难适应。

2. **形成原因**　所谓湿，即水湿，有外湿和内湿的区分。外湿是由于气候潮湿或涉水淋雨或居家潮湿，使外来水湿入侵人体而引起；内湿是一种病理产物，常与消化功能有关。中医认为，脾有"运化水湿"的功能，若体虚消化不良或暴饮暴食，吃过多油腻、甜食，脾则不能正常"运化"而使"水湿内停"；且脾虚的人也易招来外湿的入侵，外湿也常困阻脾胃使湿从内生，所以两者是既独立又关联的。

所谓热，是一种热象。而湿热中的热是与湿同时存在的，或因夏秋季节天热湿重，湿与热合并入侵人体，或因湿久留不除而化热，或因"阳热体质"而使湿"从阳化热"，因此，湿与热同时存在是很常见的。

3. **患病倾向**　脂溢性脱发、痤疮、淋证、泌尿道感染（如带下病、膀胱炎、尿道炎、肾盂肾炎）等，皮肤易生脓肿疮疡、容易得癣症（如皮癣、脚癣、体癣），黄疸，传染性肝病。

4. **调理方案**　清热利湿。

（1）饮食调理：饮食以清淡为原则，可多食薏苡仁、莲子、茯苓、赤小豆、绿豆、空心菜、苦丁、薏苡仁、苋菜、芹菜、黄瓜、丝瓜、葫芦、冬瓜、藕、西瓜、荸荠等甘寒、甘平的食物。少食羊肉、狗肉、鳝鱼、韭菜、生姜、芫荽、辣椒、酒、饴糖、胡椒、花椒、蜂蜜等甘酸滋腻之品及火锅、烹炸、烧烤等辛温助热的食物。应戒除烟酒。

（2）生活起居：避免居住在低洼潮湿的地方，居住环境宜干燥、通风。不要熬夜，过于劳累。盛夏暑湿较重的季节，减少户外活动的时间。保持充足而有规律的睡眠。

（3）体育锻炼：适合做大强度、大运动量的锻炼，如中长跑、游泳、爬山、各种球类、武术等。夏天由于气温高、湿度大，最好选择在清晨或傍晚较凉爽时锻炼。

（4）药膳调理

泥鳅炖豆腐：泥鳅500g去腮及内脏，冲洗干净，放入锅中，加清水，煮至半熟，再加豆腐250g，食盐适量，炖至熟烂即成。可清利湿热。

绿豆藕：粗壮肥藕1节，去皮，冲洗干净备用。绿豆50g，用清水浸泡后取出，装入藕孔内，放入锅中，加清水炖至熟透，调以食盐进食。可清热解毒，明目止渴。

（5）情志养生：克制过激的情绪。合理安排自己的工作、学习，培养广泛的兴趣爱好。

八、气郁质与亚健康

1. **特征表现**　气机郁滞，以神情抑郁、忧虑脆弱等气郁表现为主要特征。形体瘦者为多，常见神情抑郁，情感脆弱，烦闷不乐，舌淡红，苔薄白，脉弦。性格内向不稳定、敏感多虑，对精神刺激适应能力较差；不适应阴雨天气。

2. **形成原因**　气郁与肝密切联系，肝气不舒，疏泄不及导致气郁。其形成的主要原因有情志抑郁、湿热阻滞等。气郁质的人少数属于先天遗传，其他人则可能是因过去一些不良经历造成，与抑郁症关系密切。

3. **患病倾向**　抑郁症、狂躁症、失眠、乳腺增生或肿瘤、月经不调、痛经、慢性咽喉炎、甲状腺肿瘤、消化道溃疡等。气郁型体质不加调治易引发血瘀。

4. **调理方案**　疏肝解郁。

（1）饮食调理：多食小麦、葱、蒜、黄花菜、海带、海藻、萝卜、金橘、山楂、槟榔、玫瑰花、高粱、蒿子秆、香菜、洋葱、苦瓜等具有行气、解郁、消食、醒神作用的食物。

（2）生活起居：居住环境应安静，保持有规律的睡眠，睡前避免饮茶、咖啡和可可等具有提神醒脑作用的饮料。

（3）体育锻炼：应尽量增加户外活动，可坚持较大量的运动锻炼，如跑步、登山、游泳、武术等。多参加群众的体育运动项目，如打球、跳舞、下棋等，以便更多地融入社会、解除自我封闭状态。

（4）药膳调理

橘皮粥：橘皮50g，研细末备用。粳米100g，淘洗干净，放入锅内，加清水，煮至粥将成时，加入橘皮，再煮10分钟即成。本品理气运脾，用于脘腹胀满，不思饮食。

菊花鸡肝汤：银耳15g洗净撕成小片，清水浸泡待用；菊花10g、茉莉花24朵温水洗净；鸡肝100g洗净切薄片备用；将水烧沸，先入料酒、姜汁、食盐，随即下入银耳及鸡肝，烧沸，打去浮沫，待鸡肝熟，调味。再入菊花、茉莉花稍沸即可。佐餐食用可疏肝清热，健脾宁心。

（5）情志养生：培养开朗、豁达的性格。多参加有益的社会活动。结交知心朋友，及时向朋友倾诉不良情绪，寻求朋友的帮助。

九、特禀质与亚健康

1. 特征表现 先天失常，以生理缺陷、过敏反应等为主要特征。过敏体质者一般形体无特殊；先天禀赋异常者或有畸形，或有生理缺陷。过敏体质者常见哮喘、风团、咽痒、鼻塞、喷嚏等；患遗传性疾病者有垂直遗传、先天性、家族性特征；患胎传性疾病者具有母体影响胎儿个体生长发育及相关疾病特征。心理特征随禀质不同，情况各异。对外界环境适应能力差，如过敏体质者对易致过敏季节适应能力差，易引发宿疾。

2. 形成原因 先天遗传，卫表不固，血热生风。

3. 患病倾向 过敏体质者易患哮喘、荨麻疹、花粉症及药物过敏等；遗传性疾病如血友病、先天愚型等；胎传性疾病如五迟（立迟、行迟、发迟、齿迟和语迟）、五软（头软、项软、手足软、肌肉软、口软）、解颅、胎惊、胎痫等。

4. 调理方案 固表、养血、祛风。

（1）饮食调理：饮食宜清淡、均衡，粗细搭配适当，荤素配伍合理。可多食何首乌、灵芝；少食荞麦（含致敏物质荞麦荧光素）、蚕豆、白扁豆、牛肉、鹅肉、蟹、鲤鱼、茄子、酒、辣椒、浓茶、咖啡等辛辣之品、腥膻发物及含致敏物质的食物。

（2）生活起居：居室应通风良好。保持室内清洁，被褥、床单经常洗晒，以防止对尘螨过敏。室内装修后不宜立即搬进居住，让油漆、甲醛等化学物质气味挥发干净后再进新居。春季室外花粉较多时，要减少室外活动时间，以防止花粉过敏。不宜养宠物，以免对动物皮毛过敏。起居应有规律，保持充足的睡眠时间。

（3）体育锻炼：积极参加各种体育锻炼，增强体质。天气寒冷时锻炼要注意防寒保暖，防止感冒。

（4）药膳调理

固表粥：乌梅 15g、黄芪 20g、当归 12g 放砂锅中加水煎开，再用小火慢煎成浓汁，取出药汁后，再加水煎开后取汁，用汁煮粳米 100g 成粥，加冰糖趁热食用。可养血消风，扶正固表。

葱白红枣鸡肉粥：粳米 100g、红枣 10 枚（去核）、连骨鸡肉 100g 分别洗净；姜切片；香菜、葱切末。锅内加水适量，放入鸡肉、姜片大火煮开。然后放入粳米、红枣熬45分钟左右。最后加入葱白、香菜，调味服用。可用于过敏性鼻炎。

（5）情志养生：合理安排作息时间，正确处理工作、生活和学习的关系，避免情绪紧张。

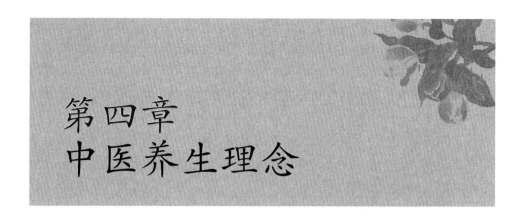

第四章
中医养生理念

第一节　养生总则——合则安

　　古老的中医养生学形成于春秋以前，发展至科技发达的现代社会，仍然具有重要的生命指导意义。人类为了能更好地与生存环境融合，进而对生命呈现最大化的优势补益，长期以来一直对健康内涵的认识和思维模式进行着不断总结和探索。随着医学模式由单纯生物性向复杂的生物－心理－环境和社会性的转变，人们对健康从概念上有了新的认识：健康不仅仅是没有疾病和病痛，而且还包括身体、心理和社会关系方面的完好状态。疾病的形成是多种病原与病因共同作用于人体所致的结果，很多疾病临床治愈缓慢而艰难，全球性的癌症病人以及心脑血管等疾病呈现逐年上升趋势，加之人口老龄化和各种自然灾害应激性心理创伤等社会问题，人们逐渐意识到疾病形成之前进行养生的重要意义。西医学的预防医学也提出了"三级预防"学说。

　　承担着中华民族健康繁衍重任的中医学历来就把探索养生以达健康长寿作为自身首要和根本的任务，在几千年发展与实践的历史长河中逐渐形成了丰富的养生理论，并且探索出了许多行之有效的养生措施以及根据个人体质和所处环境进行个案化的辨证论治的指导原则。例如现存中医学第一部经典《黄帝内经》中就提出了顺自然、宜饮食、节房劳、适劳逸、调情志、避邪气、治未病、慎服药、重康复、三因制宜等养生要旨与法则，其丰富全面的内容为中医养生学奠定了坚实、深厚的理论基础。后经历代医家不断补充和发展创新，如张仲景的留神医药、精究方术、养慎、不令邪风干忤经络的养生思想，华佗动形养生的五禽戏及重阳抑阴的养生原则，陶弘景的气功养生，以及张从正的清肠养生术，李东垣的补脾胃养生，朱丹溪的滋阴以养生思想等等，都在推动和影响着后世的中医发展，使中医养生学术变得流派繁多、各有千秋。

我国著名中医临床家、中医药文献学家、国医大师孙光荣教授，基于燮理阴阳顺四时、气血中和百病消、和中健脾中州运、精气神好为首要等养生未病防治思想，在继承古代养生理论和方法的基础上结合现代人的生活方式，总结出一整套的养生要领和方法，以及养生总则——合则安。著有《中医养生大全》《中医防治疾病知识百问——农民工读本》《中医经典养生名言录》等养生指导书籍，对现代人从饮食起居运动等养生方面提出了自己的理论和见解。他把中医养生分为六个层级——德、道、学、法、术、器。"养生之德引领养生之道，养生之道主导养生之学，养生之学统领养生之法，养生之法指导养生之术，养生之术选择养生之器。"在他看来，养生首先要养德，要持有仁爱、平和之心，而后行养生之道。人法于天地，顺应自然，效法自然。养生并不要求立竿见影，而是要求日久见功。中医养生讲求合则安，身心舒畅、天地人和。他说，食养、药补在养生之术中仅是辅助手段而已。当下，人们追求养生，普遍注重吃什么、做什么运动、学习什么功法等等，人云亦云，盲目跟从。其实，无论吃什么、练何功，都应因人制宜，都要适合自身的心理、生理需求，才能达到内与外的和合状态，才是适合自己的养生方法。比如20世纪80年代中期，中美两国科学家在我国河南省林县营养缺乏的地区开展了一项为期五年的随机、双盲、大人群的营养干预试验，该试验以安慰剂做对照，结果显示：补充某些抗氧化维生素、矿物质（D-胡萝卜素、维生素B、硒酵母）能显著降低食管癌和胃癌高发区人群的总死亡率和总癌死亡率。后来，芬兰、美国（这些国家的居民并不缺乏D-胡萝卜素）进行了多项随机、双盲D-胡萝卜素预防肺癌干预试验，结果却显示：D-胡萝卜素会增加肺癌的发生和死亡。而这一科学方法的证据表明：补服D-胡萝卜素对营养极度缺乏者与不缺乏者有着截然不同的效果。可见不同的种族人群以及地域文化生活习性都决定着养生要有不同的方式。

养生的总则就是三个字——合则安。合适就平安。养生的方法、技术、理论、器具，林林总总，各执一词，似乎都完美有效。可是每个人的体质、性格、年龄以及所在的地域风俗习惯，工作和生活环境千差万别，怎么会一种养生方法就是天下的固定准则呢？养生必须个性化。心养、术养、食养、药养，哪一种方法都不要迷信于一种说法，养生是要有适用范围的，亿万民众都喝同一种饮品或吃同一种食品，不分节令和地域地都用药浴、膏方、针灸等等，那就违背了"合则安"的养生总则。那么，怎样才能知道某种养生方法适不适合自己呢？有什么样的判断标准吗？主要还要看通过养生后你自身的体验：感觉到头不晕、咽不痛、心不慌、胸不闷、腹不胀、力不乏、尿不黄、便不结、月经不乱、性功能不弱、工作精力充沛等就是适合自己，否则就不合适。这用不着仪器检查，自己感觉就很明白。这就是身心养生做到了形与神俱，达到了形与神俱，才能尽终其天年，度百岁乃去，真正完成养生的意义。

第二节　养生要义——中和

国医大师孙光荣出生于中医世家。其父孙佛生医术精湛，兼通文史哲，精研天文地理，擅长诗词歌赋、书法、音律，也是当时的知名人士，对家庭子女教育在启蒙时就以曾国藩家书为蓝本进行训导："第一要有志，第二要有识，第三要有恒。有志则断不甘下流；有识则知学问无尽；有恒则断无不成之事。"从小就接受"修身，齐家，治国，平天下的志向教育"，在这样家庭背景下成长的孙光荣幼承庭训，后师承全国著名中医临床家、中医药学家李聪甫等，所以他一生对儒学文化，对中医学等文化经典都有很深的研究和造诣。孙光荣在给自己弟子及学生制定的医师规"诚净严精"及临床诊疗思维中，无不彰显着儒家风范的大医精诚思想。

孙光荣认为，中医药文化的核心理念是：以人为本，效法自然，和谐平衡，济世活人，以文化先行推动中医药发展。他首倡"中和"临床学术思想——扶正祛邪益中和、存正抑邪助中和、护正防邪固中和；融东垣、丹溪两家之长，形成"调气血，平升降，衡出入，审中和"的诊疗方式。孙光荣在临床用药中常用对药、角药，使方中动静结合，刚柔并济。例如常用人参、黄芪益气，丹参活血，三药联用可以作为诸方的基础，使气血调至中和。再如脑梗死病人（中风的），孙光荣应用水蛭之后配上1g肉桂，其一矫正水蛭这种动物制剂的腥臊气味，其二水蛭药寒，肉桂偏温，寒温并用致中和。无论以何种方法辨证论治，表里、寒热、虚实、顺逆、生死都离不开阴阳这一总纲，但归根结底，阴阳最终还是离不开气血。《素问·调经论》云："人之所有者，血与气耳。论生理，论病理，不论在脏腑、在经络、在皮肉筋骨，最终也离不开气血"，"气既无形之血，血既有形之气"，"气为血之帅，血为气之母"。所以首要调气血。调就是调整、调和、调理，调到什么程度，达到平衡"致中和"状态，所以在调气血的前提下还要善于平升降、衡出入。《素问·至真要大论》曰："谨守病机，各司其属，有者求之，无者求之，盛者责之，虚者责之，必先五胜，疏其血气，令其调达，而致和平，此之谓也。"无论何种治疗方法，最终目的就是要达到气血调平。阴阳气血"致中和"是孙光荣重要的学术思想，是他以中华文化为指导运用到临床思维的重要典范。

中华文明开启于上古炎帝，世世代代继承发扬。天人合一的宇宙观、阴阳平衡的整体观、统一变易的世界观、义利相济的人生观、贵中尚和的价值观等六大核心理念，持续传承至今已有五千多年的历史。一路走来，中华文化也曾蒙尘受垢，但他毕竟是大道之源。21世纪以来，世界各国和地区正在重新认识和积极探索，力求从中华文化中询证和齐家治国。但是中华文化的瑰宝数不胜数，最能代表中华文化以及打开中华文明宝库的这把钥匙或许唯有中国的中医药学。中国工程院院士，我国航空生物医学创始人俞梦孙教授说：中国是全球整体性健康文化的发源地，以钱学森思想为代表的复杂系统理论和方法的发源主要也源于中国。真正可支撑健康战略的理论和方法只可能是中华优秀传统文化中国中医药学与钱学森系统科学思想融合的结果。

中医药学既是中国的主流医学科学，又是古老而现代的生命科学。作为中国独有的医学科学，具有丰富的原创内涵和哲学智慧，它全面系统完整地包含着中华文明的核心理念，只有中医药学在基本观念、实质内容、思路方法、表述方式等方面，在健康养生、防病治病的理法方药等方面，在彰显哲学思维、认识自然与生命关系等方面都是全面系统地保留了中华文明的基因和成果。

一、中和要义及方法

中华文化的核心理念就是中和，它是中华民族精神文明的集中体现，是中国诸子百家根本的世界观和方法论。"中"是事物存在和发展的最佳结构,"和"是事物存在和发展的最佳状态。任何事物达到致中和阶段,便具有了和谐、平衡、协调有序的最佳动态。所以儒家《中庸》曰:"中也者,天下之大本也;和也者,天下之达道也。至中和,天地位焉,万物育焉。"道家老子曰:"致虚极,守静笃","万物负阴而抱阳,冲气以为和"。以及群经之首《易经》中的《易传》主要思想也在强调亨行时中、与时偕行。不偏之为中,太过不及都不在中上。中医学理论体系的主要特点就是整体观念和辨证论治,整体观念中人与外界环境的统一性以及在辨证论治的过程中处处彰显着致中和思想。天地人合一的前提是人与自然整体环境需达到致中和状态方可,否则只是空谈;辨证论治过程中,中医师潜在的指导思维模式多数都如司马光在《潜虚》中所说"阴阳不中,则物不生;血气不中,则体不平;刚柔不中,则德不成;宽猛不中,则政不行。中之用,其至矣乎!"中和之道是天下之道的根本,也就是说,天下万物的发展轮回,阴阳对立面的统一性或同一性是事物存在的本性,是事物发展的根本动力,中间变动的过程本质上仍然是一切都以中和之道为核心法则的规律,中和是圣道。

但是致中和的过程却不是那么简单。在中医临床诊治的过程中,对医生有着极高的要求和文化素养。孙光荣不论在临床实践还是在教学理论中始终强调不但要熟读经典,上则通晓《灵》《素》,下则涉猎百家,还要融会贯通,谦虚好学,不要反对各家各派,整合裨益,结合临床,承古创新。要做到心中有大法,笔下无死方,反对对病欲愈,执方愈加,一定要因人、因时、因地制宜地进行辨证论治,以期达到致中和状态。他说:"中华文化的灵魂是'和',中医医德的核心价值就是'仁',中医医术的最高水平就是'调',中医疗效的终极指标就是'平'。"

二、中和必要过程:和中重土

孙光荣提出"扶正和中",和中为上善!扶正即扶脾以养气血,气血和则心安。他融东垣、丹溪等诸家之长,首倡"中和"临床学术思想。李东垣是中医史上脾胃学说的创始人,有胃气则生,无胃气则死,内伤脾胃,百病由生,各种原因造成的脾胃本身升降失常以及其他脏器受邪或劳损内伤影响到脾胃,都会使五脏六腑不安,失去和谐,进而元真不畅,气血津液运化输布失常,造成机体气滞、水停、血瘀等状态,自然人不安和。脾胃乃后天之本,五行为土,坐镇中宫,为升降运化之枢纽。万事万物无论是生发、生长、收敛、收藏均离不开土气的运化，所以脾胃土德的重要性不言而喻。孙光荣常说，胃气一败，百药难施。脾胃中州健运正常，则痰可消，风可熄，眩晕可缓。土与"中"同气，在临床思维上，不但要注意升降和谐，还要善于补中调中。《周易·坤》："君子黄中通理，正位居体，美在其中而畅于四支，发于事业，美之至也。"强调土德。医者，意也！黄芪一根主根长度可达一米以上直插入土壤深处，我们人体内任脉、督脉、冲脉与此相应，所以黄芪作为补中益气之要药；中药学中麝香、苏合香、藿香、木香、沉香、安息香等诸多香药大多入脾或胃经，它们的功效对于很多临床急重症都起着关键作用，可见培育土德之重；临床上很多脑病会引起偏瘫，偏瘫意味着失中，失中意味着缺乏土德，所以在治疗中也要注意纠偏补中，如清代名医王清任的补阳还五汤（5为中宫土数）；一片树叶，左右半片，一阳一阴，中间导管失去运化传送水分和营养，便很快枯萎。心肾不交主要原因还是中间脾胃这个桥梁运化失常，所以道家在导引时很注重脾胃之气的炼养。如《内经图》云："我家尚种自家田，内有灵苗活万年……栽培全赖中宫土，灌溉须凭上谷泉……"《参同契》云："土旺四季，四象五行皆藉土。"人体生命活动依赖于精气神的相互转化资生，要保持精气神的不衰，则需吸天阳以养气，饮地阴以养血，靠脾胃摄取能源，化生能量，以后天补充先天。中土如此之重，我们在未病防治养生以及临床思维中，要善于养中调中，使中土之气致中和状态，发挥保健和治疗作用。

三、中和文化历史意义及养生

中和文化，土德厚重，是中华文明屹立在世界各民族文化之林中的有力基石。任何一件事物，太过或者不及都达不到贵和尚中的理想状态，天下的道理都是相通的，比类取象，同声相应，同求相求，我相信致中和医学思想体系承载着中华文化，一定会对人类的健康无论是治疗还是保健都会做出更好的诠释和指导意义。中医学是天人合一，整体观念。这个整体观念不是单纯从一个只有五脏六腑的个体生命的整体看待，而是把人与天地之间作为共同的整体看待，所以中医学范畴里可见到五运六气学说、子午流注针法、道地药材等时空理论的缩影。人与天地和谐相应，一切正向轨道，自然健康。面对现代人体日益复杂的失和状态，作为医生，我们要有曾子正心诚意、格物致知的求实态度，要有子思发而皆中节的理念，才能杏林春暖、仁心仁术。

国医大师 孙光荣 论中医养生

作为养生和未病防治，千百年来，中国人民积累了无数有效的方法，但是总的法则永远都脱离不了现存中医学第一部经典巨作《黄帝内经》，它是我国劳动人民长期与疾病作斗争的经验总结。黄帝问于天师曰："余闻上古之人，春秋皆度百岁，而动作不衰；今时之人，年半百而动作皆衰者，时世异耶，人将失之耶？岐伯对曰：上古之人，其知道者，法于阴阳，和于术数，食饮有节，起居有常，不妄作劳，故能形与神俱，而尽终其天年，度百岁乃去。今时之人不然也，以酒为浆，以妄为常，醉以入房，以欲竭其精，以耗散其真，不知持满，不时御神，务快其心，逆于生乐，起居无节，故半百而衰也。夫上古圣人之教下也，皆谓之虚邪贼风，避之有时，恬惔虚无，真气从之，精神内守，病安从来。是以志闲而少欲，心安而不惧，形劳而不倦，气从以顺，各从其欲，皆得所愿。故美其食，任其服，乐其俗，高下不相慕，其民故曰朴。是以嗜欲不能劳其目，淫邪不能惑其心，愚智贤不肖不惧于物，故合于道。所以能年皆度百岁而动作不衰者，以其德全不危也。"

今时之人和上古之人一反一正的生活方式，完全是阴阳不中，何谈养生？何谈使机体精气神致中和状态？面对现代日益复杂的疾病以及林林总总的医学综合征、亚健康，生活中我们所有的人是否意识到了衣食住行等所有的生活方式违背了上古之人的做法？是否意识到了曾子的德本财末，不要为钱财名利耗费心机？是否意识到了某一不佳心态影响了你上进的动力，体会到了挂一漏万的情绪给你带来的桎梏？……岐伯所说的养生防病方法不是任何一家医院和哪一位名医所能给予你的，这一切都要靠自己的心性。作为一名中医人，我们除了给需要的人予以指导外，是否深刻意识到了健康真正的含义就是岐伯所曰的"形与神俱"。神以养形，所以要做到"不时御神"；形以载神，所以要做到"形劳而不倦"。形与神，阳与阴，必合和中和，方能使被指导者度百岁而动作不衰。作为一名中医人，在辨证施治望闻问切上，是否注意到患者的形与神俱。有形无神或有神无形都不是真正的阴阳和合致中和的状态，都不是人命与天命的真正合一。《伤寒论》中也曾提到过阴阳自和者必自愈。孙光荣在临床诊治中常说：保养精气神才是真正的养生之道，"中和"就是人体健康的精气神稳态的具体显现。中和状态更能在人体气血层面和心理层面印证和阐释生理、病理发生、发展及转归的过程。中和文化，源远流长，孙光荣的致中和中医学术思想，也必将对人类的身体预防保健和治疗起到很好的指导作用。

第三节　养生要领

一、上静

　　"上"，概指以"心"为主的"上焦"。中医学认为"心主神明""心藏神"。众所周知，健康的一半是心理健康，众多非健康状态的出现，与心理因素密切相关，换而言之，心理状态是健康的重要组成部分。"上静"，就是在调理中始终要注意使调理对象心态平和、安静。《素问·上古天真论》云："恬惔虚无，真气从之，精神内守，病安从来？是以志闲而少欲，心安而不惧，形劳而不倦，气从以顺，各从其欲，皆得所愿。故美其食，任其服，乐其俗，高下不相慕，其民故曰朴。是以嗜欲不能劳其目，淫邪不能惑其心，愚智贤不肖不惧于物，故合于道。所以能年皆度百岁，而动作不衰者，以其德全不危也。"

二、中和

　　"中"概指以"脾胃"为主的"中焦"。中医学认为："人以水谷为本，人绝水谷则死，脉无胃气亦死。"元气之充足，皆由脾胃之气无所伤，而后能滋养元气；若胃之气本弱，饮食自倍，则脾胃之气既伤，而元气亦不能充，则诸病之所由生。应认识到"内伤脾胃，百病由生"，所以中医称脾胃为"后天之本"。《素问·五脏别论》云："夫胃、大肠、小肠、三焦、膀胱，此五者，天气之所生也，其气象天，故泻而不藏，此受五藏浊气，名曰传化之府，此不能久留，输泻者也。魄门亦为五藏使，水谷不得久藏。所谓五藏者，藏精气而不泻也，故满而不能实；六府者，传化物而不藏，故实而不能满也。所以然者，水谷入口，则胃实而肠虚，食下，则肠实而胃虚。故曰实而不满、满而不实也。"

　　正常的脾胃功能是能"纳"能"化"。《素问·经脉别论》云："饮入于胃，游溢精气，上输于脾，脾气散精，上归于肺，通调水道，下输膀胱。水精四布，五经并行，合于四时五藏阴阳，揆度以为常也。"因此"中和"就是在调理中始终要注意使调理对象脾胃的纳化适度，不饥、不胀、不厌食、不暴饮暴食。

三、下畅

"下"，概指以"肾"为主的"下焦"。中医学认为"肾藏精"，是生命之源，称为"先天之本"。肾主水液、主纳气；肾主骨，生髓，通于脑，开窍于耳及二阴。所以，肾所藏之精气的盛衰，决定着人体的盛衰。如果肾中精气不足，可导致幼儿的"五迟"（立迟、行迟、齿迟、语迟、发迟）、"五软"（手足软、头软、颈软、肌肉软、口软）；可导致成人的发脱、齿摇、头晕耳鸣、记忆力减退、性功能减退、小便余沥、大便溏稀或结涩等未老先衰的症状产生，而后"百病蜂起"。因此，历代医家都极为重视肾的调补。

四、童心、蚁食、龟欲、猴行

童心：就是要有婴童样的心理状态，无忧无虑，生气勃勃，好动好奇，思维活跃。这是一种养神的好办法，能使人脱离杂念，保持乐观开朗的性格，是防病健身、延年益寿的首要条件。童心每个人都有，不会随年龄增长而消失，多半是自己将其放弃。保持童心，具体说来有三点：第一是天真，不念旧恶，不想未来，不懂世事，不为名利，除本身业务必须做好外，其余什么都不想，让大脑处于一种放松状态并得以休息。第二是无邪，无欺诈撞骗、明争暗斗、占小便宜等恶习。第三是单纯，思想倾向于美好、愉快、满足的感受。

蚁食：有两个内涵。一是像蚂蚁那样，饮少食微，即吃得少。二是像蚂蚁一样，什么都吃一点，即吃得杂。也就是一不求多，二不求精，像蚂蚁那样来安排自己的食谱，不贪食、不偏食、不饱食、少食多餐。饮食自倍，肠胃乃伤，少食一些，则胃液有剩余，胃肠蠕动有储力，脾胃不困顿，营养的吸收、利用才有保障。另外，人体需要许多营养物质，这些物质来自不同的食物，偏食、挑食则会影响机体对营养物质的均衡摄取，进而影响健康。

龟欲：就是像乌龟那样无欲无求，安心静养。年老之后，要尽量少与他人争论、争辩、争吵，多让步，少争先，提倡吃亏在前，享受在后，心中少欲念或无欲念，方可宽心，达到心静神怡。

猴行：就是像猴子那样身手敏捷，勤于运动。要想实现健康的身体，需要勤于运动。对于年轻人来说，可以多参加一些竞技类的体育运动；对于老年人来说，则以太极拳、八段锦、六字诀、易筋经等气功导引术为宜，不仅可以增强体质，而且可以身心双修。

第四节　养生重点

一、心

中医学指的"心"不仅仅是有输送血液功能的心脏（"心主血脉"），还包括了思维、意志、智慧等功能（"心主神明"），而且认为"心藏神"，可以主宰五脏六腑，是一身之"大主"。《素问·灵兰秘典论》说："心者，君主之官，神明出焉"；"主明则下安，以此养生则寿，殁世不殆，以为天下则大昌。主不明则十二官危，使道闭塞而不通，形乃大伤，以此养生则殃，以为天下者，其宗大危，戒之戒之！"因此，任何时候，以任何方式养生，都必须注重养心，养心才是养生的根本。当我们的心里充满阳光，世界就一片阳光，生活和谐美满，全身充满正能量。

二、食

民以食为天，健康的饮食是保持健康身体的重要条件。《黄帝内经》云："五味入口，藏于肠胃，味有所藏，以养五气，气和而生，津液相成，神乃自生。""是故多食咸，则脉凝泣而变色；多食苦，则皮槁而毛拔；多食辛，则筋急而爪枯；多食酸，则肉胝䐃而唇揭；多食甘，则骨痛而发落。此五味之所伤也。故心欲苦，肺欲辛，肝欲酸，脾欲甘，肾欲咸，此五味之所合也。"然而，饮食应该均衡营养，不可偏废某些食物，尤其是某些患有慢性病的患者，饮食方面应该遵循一定的禁忌原则。如《黄帝内经》云："辛走气，气病无多食辛；咸走血，血病无多食咸；苦走骨，骨病无多食苦；甘走肉，肉病无多食甘；酸走筋，筋病无多食酸。是谓五禁，无令多食。"

三、性

性欲是人体正常的生理现象，适度的夫妻生活有利于身体健康，如果纵欲过度，则有害健康。《黄帝内经》云："以酒为浆，以妄为常，醉以入房，以欲竭其精，以耗散其真，不知持满，不时御神，务快其心，逆于生乐，起居无节，故半百而衰也。"此外，意淫和手淫等不良习惯，都会损害人体的健康。《黄帝内经》云："思想无穷，所愿不得，意淫于外，入房太甚，宗筋弛纵，发为筋痿，及为白淫。"

总之，调理健康状态，就是要运用中医"治未病"思想，坚持"合则安"的调理原则，通过心理调理、饮食调理、药物调理、经络调理、形象调理等，使之"上静、中和、下畅"，消除疾病预警综合征，转换为健康状态。

第五节　养生要诀

一、是非审之于己——"仁"的追求

仁者，德也。仁德者，可明辨是非也。仁之立时，善德所存，是非得以明辨，心了然之。行所是，弃所非，众之所蛰皆由他矣。"是非审之于己"，本质上是个人对"仁"的追求。

我国古代著名的思想家、教育家、儒家学派创始人孔子，主张以"仁"作为最高的道德标准和道德境界。《论语》中总共出现"仁"字109次，"仁"因而可以说是儒家哲学的精髓。"仁"所包含的内容非常广泛，诚、恭、宽、信、敏、惠、俭、谦、温、刚、毅、忠、恕等都是"仁"的题中之义。儒学亦可称之为"仁学"。

1. "仁者寿"——儒家道德养生的核心

孔子提出"仁者寿""德润身""修身以道，修道以仁""大德必得其寿"等"仁"与"寿"紧密联系的观点。即道德崇高、怀有仁爱之心的人容易长寿。

古今医家学者十分推崇以"仁"为养生之法、养心之道。《素问·上古天真论》云："所以能年度百岁而动作不衰者，以其德全不危也。"唐代药王孙思邈在《备急千金要方》中指出："道德日全，不祈善而有福，不求寿而自延。"明代养生家吕坤认为："仁可长寿，德可延年，养德尤养生之第一要也。"清代养生学家石天基语："学人唯具觉心，诸幻自退，譬如日色当空，昏暗自明。得此妙法，不独病痊，而且长寿""善养生者，当以德行为长，而以调养为佐"。清代思想家郑观应在中国首部引进西洋保健内容的养生书籍《中外卫生要旨》中进一步诠释："常观天下之人，凡温和者寿，质之慈良者寿，量之宽宏者寿，言之间默者寿。盖四者，仁之端也，故曰仁者寿。"

国医大师孙光荣认为，"仁者寿"的原因有二：一方面，自觉的道德修养，能促进自身道德的完备与外部关系、生态环境、社会环境的和谐；另一方面，仁者个人的内修，自身精神情志的调摄，扬良而抑劣，保持饮食有节、起居有常、心境平和、精神愉悦，使血脉畅达、气机调顺、五脏安和，因此能达到延年益寿的目的。

2. 何所谓"仁"？——全德之统、众善之宗

纵观《论语》中的论述，"仁"所包含的内容非常广泛，爱人是仁；孝悌是仁；循礼是仁；恭敬、认真、忠直是仁；谦恭、宽厚、诚信、机敏、恩惠是仁；刚强、坚毅、质朴、慎言是仁；博学、笃志、切问、近思是仁；勤勉刻苦、迎难而上是仁；帮助和奉献是仁；宽恕是仁。可见，孔子仁学思想主要是以道德个人主义为支点，倡导一种以生命契合为主要特征的人际伦理，追求一种以社会和谐为主的价值取向。从人的道德修养要求出发，通过"修身""爱人"，达到道德和心理的健康状态。孔子的生命意识及其养生实践为《黄帝内经》养生理论的形成奠定了一定的基础，养德作为中医养生的基本要求和特色之一，丰富了中医养生学中精神层面的内容。

孙光荣经常告诫弟子们，养生必先养德，养德方能养生。因为，德高者有良好的人际关系，德高者有善良的品性，德高者心胸坦荡，有良好的心境。养德，还包括了道德文化的修养，一个人的生命长度是无法把握的，但每个人的生命宽度自己可以把握。追求生命的宽度，让生命过得更有意义，真正做到养生与养德有机统一。

3. 何以立"仁"？——培养高尚情操

"仁"为德者，其含义众，可外扩为善良、孝顺、遵礼、忠诚、守信、宽容、严谨、谦虚、奉献、刚毅、俭朴等高尚的品质和精神。立"仁"而达"寿"，则为"是非审之于己"的追求和宗旨。

立仁之道，主要体现在两个方面：修身和爱人。前者是针对个人的内在道德修养，表现为精神品质情志的完善和对社会道德规范的遵守，是"立仁"的基础；后者则为人与人、人与社会的外在关系调节，是为人处世的道德原则，通过"爱"的情感促使人与人之间情感的沟通和心灵的交融。由此

可见，修身和爱人二者内外结合、互为一体、和谐统一。

孙光荣在"立仁"的道德实践方面发挥了引领作用，为我们树立了榜样。孙光荣秉承了儒家的修身之法，常曰："欲修身者，先正其心""欲正其心者，先诚其意"。"正心"是"修身"的前提，"诚意"是"正心"的基础。孙光荣要求弟子们做人、做事、做学问都要排除杂念、专心致志。人生中必然会面对多种诱惑和各种欲念，如果被这些杂念牵着鼻子走，就容易导致精神涣散、心绪不宁、迷失自我甚至误入歧途。只有摒弃杂念、一心一意专注于正义之事，才能使人的精气神完整地接受正气的熏陶，而这股"浩然正气"正是修身立仁所必备的。"诚意"的基本含义是"不自欺"和"不欺人"，只有对内心忠诚，感受发之自然、坚持自我、爱憎分明，才不会造成情绪错位。同时要对他人诚实守信、温柔敦厚，与人为善，有助于心态的平和，这也是儒家"礼"的体现。

此外，孙光荣还强调做人一定要谦虚谨慎、恭敬谦让，要节制慎独、宠辱不惊，同时要以孝悌为本，进一步从爱亲到爱人，无论走到哪里都不能没有"恭、敬、忠、恕"这几种德行。要时刻注重自己的言行举止，与人交往要平等待人，尊重对方，才能给自身创造稳定和谐的社交环境，给别人好印象的同时免去因骄傲自大而招惹的他人忌恨。遇事多宽容，避免钻牛角尖，同时顺其自然，以阳光向上的态度寻求解决的方法。只有这样，才能做到心理平衡协调，思想积极乐观，这些都是长寿的必备条件。

二、毁誉听之于人——"静"的境界

静者，平也。达乎静者，平心待舆，毁不愠、誉不骄，流言过耳，一笑置之。"毁誉听之于人"，当属心静者可为之。

1. "静者寿"——古今养生论之宗旨

纵观古今，"心静者多寿"实为养生之宗旨。自老子在《道德经》中提出"致虚极，守静笃"的观点以后，后世各医家对此养生思想极为推崇。《黄帝内经》记载："静则神藏，躁则消亡""恬恢虚无，真气从之，精神内守，病安从来"。西汉《淮南子》认为："夫精神志意者，静而日充者以壮，躁而日耗者以老。"晋代医家葛洪在《抱朴子》中言："心内澄则真神守其位。"南朝齐梁时著名的医学家、养生家陶弘景在《养性延命录》中则明确指出："静者寿，躁者夭。"元代《卫生宝鉴》主张："心乱则百病生，心静则百病息。"明代《养生四要》亦云:"心常清静则神安,神安则精神皆安,以此养生则寿。"从以上各经典名言中可知,心静者心态平和、情绪稳定、精神内守,能使气血通达、脏腑安和,故可"形与神俱,度百岁乃去"。

2. 何所谓"静"?——心静者常存"五心"

(1)平常心:正如北宋文学家范仲淹在《岳阳楼记》中所云:"不以物喜,不以己悲。"明代洪应明的《菜根谭》记载:"宠辱不惊,闲看庭前花开花落;去留无意,漫随天外云卷云舒。"平常心是指平静而正常的心态,不会因为外物的好坏和自身的得失而产生情绪波动。以平常心看待任何事情,则能使思想修为达到心宁神安的境界。

(2)正觉心:清代养生学家石天基语:"学人唯具觉心,诸幻自退,譬如日色当空,昏暗自明。得此妙法,不独病痊,而且长寿。"是故拥有正觉之心者,思维清晰、心明眼亮、觉悟高深,则可明辨是非、分清正邪,自然排除一切苦闷烦恼。

(3)宽容心:宽容者具备坦荡的胸怀和豁达的心境,能赏识别人的优点、包容他人的不足,营造出和谐融洽的社交氛围,无须因钩心斗角、尔虞我诈而心烦意乱,既礼待了别人,亦善待了自己,心境则能平静祥和。

(4)知足心:《论语》云:"知足者常乐。"明代高濂在《遵生八笺》中也提出:"无欲则所行自简,又觉胸中宽平快乐。"内心知足,则能保持精神上的节制和坦荡,不盲目攀比,不斤斤计较,无妄欲、无过思,故心理平衡、情绪稳定。

(5)善良心:心善者多爱人敬人、乐于助人,平素与人为善、以德报怨,一言一行均无愧于心,心境自然平静安适。

3. 何以达"静"?——学会调适情绪

欲求"心静",心境必先"心净"。中医养生很重视心静,认为恬淡可以养其心,虚无可以全其神。一个人要健康长寿,不但要清心寡欲,还要有适性适人的养生方法,这一点,古人为我们积累了丰富的经验。这些经验对于今人来说,也有着一定的借鉴作用。

(1)老子"清静无为"法:清静指心神安宁平静,无为并非指浑浑噩噩、无所作为,而是不轻举妄动、不做毫无意义之事,引申为淡泊名利、知足常乐。道家主张"少私寡欲",认为"平易恬淡,则忧患不能入,邪气不能袭,故其德全而神不亏"。

（2）庄子"抱神以静"法：庄子发展了老子"清静无为"的学说，提出"抱神以静"的更高境界。他认为保养精神才能排除忧患，故而心态平静。但此"静"并非完全静止，而是动中有静、动静结合，保养精神的同时也须做到持守精神，即心神专一、摒弃杂念，故能心静而不躁。

（3）孔子"守礼而静"法：孔子认为守礼而懂节制才能到达心静的养生之境，具体表现为"克己复礼"和"非礼勿为"。"礼"对人起到清心节欲之功，能净化欲望和妄念，心境保持平和之态。

（4）管子"修心以静"法：管子主张修心而达静，具体分为定心、正心、道心。定心是指通过对外事万物均保持恭敬之态，去除各种情绪影响，使精神集中；正心即加强内心的道德修养，提高智慧的境界，才能克服迷乱状态；道心则告诫切勿陷入主观，而应该在道、神或精气的正确引导下达到心神安定的境界。

（5）佛家"因戒生定"法：佛家认为："摄心为戒，由戒生定。"意即控制情志、收敛心神，并且完善道德品行修养，才能使自身内心平静，故曰"心定而生慧，心寂而能感，心静而能知，心空而能灵，心诚而能明，心虑而能觉"。

（6）道家"制视寡听"法：老子云："五色令人目盲，五音令人耳聋。"即说世间混视乱听容易导致人的耳目过用而模糊不清，从而耗精伤气导致身体不适并影响心境。所以，唐代医学家孙思邈在《千金翼方·养老大例》言："养老之要，耳无妄听，口无妄言，身无妄动，心无妄贪，此皆有益老人也。"当然，这并不是指不看不听，而是要懂得制约，切勿为满足欲望和贪念而乱视妄听，心神才可安宁。

（7）儒家"定而能静"法：曾子《礼记·大学》提出："知止而后能定，定而后能静。"意为明确自己需要到达的境界才能够使自己志向坚定，志向坚定故而能镇静不躁。因此，目标明确、志向坚定者做事专心致志、从一而终，不会因宗旨频繁变动而意志动摇，造成心神恍惚。

（8）清代"凝神聚气"法：清代翁藻在《医钞类编》中云："养心则神凝，神凝则气聚，气聚则形全。若日逐攘扰烦，神不守舍，则易于衰老。"因此凝神聚气、避免多思多虑可保证心神安定、形体健康。但凝神聚气并不是指无知、无思、无志向、无抱负的思想闲散空虚，而是要懂得把握用神动气的分寸，避免太过，谨记"神贵凝而恶乱，气贵聚而恶散"。

古人养心之法和修心之道远胜于今人，观现今之人，每每容易心浮气躁、心高气傲。不论是在现代都市还是在农村，拥有不良情绪的人群比比皆是。只有善于调适情绪，保持良好的心态，才能达到"心静"之境。孙光荣参照古人的养心之法，将修心之道总结归纳为以下六个方面：

（1）正视情绪：情绪是人对客观事物的内心感受，源自于人们对该事物的态度，其产生乃人之本能。因此，当情绪来临之时，不应对此厌恶或多加回避，让其自然发生，否则容易因情绪得不到适度抒发而郁久成疾。

（2）节制欲念：欲望和妄念容易导致心神失宁，综合古人静心之法，多告诫要"少私寡欲"。因而恬淡无为，才能精神内守。

（3）合理宣泄：情绪的合理宣泄能够帮助人舒缓心理压力，使心态趋于平和。这与"达静"的目的并不矛盾，宣泄为动，平和为静，是动与静的和谐统一。可以通过运动锻炼，或高歌一曲、开怀大笑，或嚎啕大哭，或与人倾诉，或奋笔疾书等适合自己的方式进行宣泄，达到平息情绪、舒缓心情的作用。但是，宣泄时应把握分寸，同时注意情绪宣泄的时间、场合和对象，以不影响他人和不造成不良后果为度。

（4）转移焦点：在情绪发生之际转移注意力，令大脑"忘却"原本要涌现的情绪，并以轻松平和的心态取而代之。如场地的转移、行为的转移、调息吐纳（特别是腹式呼吸有助于安神定志）、冥思意驰、穴位按摩等均可以起到调整气血、平缓情绪的作用。

（5）寻求雅趣：雅趣包含的内容丰富，正如元代《寿亲养老新书》中所提到的"十乐养生经"，包括读书义理、学法贴字、澄心静坐、益友清谈、小酌半醺、浇花种竹、听琴玩鹤、焚香煎茶、登城观山、寓意弈棋等。在平素日常生活中尽量培养雅趣，可以陶冶性灵、怡情养性，遇事则可心态平和、波澜不惊。孙光荣自己几十年来一直坚持练书法，不仅技艺精湛，成为一代名家，他还告诉我们：书法养生的本质是书法对人的精神和快乐心境的滋养，书法养生之道在于保持心情的宁静和愉悦，这也是书法家多长寿，寿从笔中来的根本原因。

（6）修身养德：通过研习国学经典、警句格言以及观摩名人事迹以提高自身道德修养，达到"淡泊明志、宁静致远"的境界。有德者长于爱人、乐于帮人、甘于奉献，在助人的过程中收获满足感和畅快感，有利于舒缓情绪，恢复心平气和。仁者善于包容和宽恕，能做到换位思考、将心比心、推己及人，考虑到别人羞辱和诋毁的言论和行为，可能与误会误解的存在或者相互立场不同有关，念及此处则能以开阔的胸怀和豁达的心态去面对，使心境趋于平静。

三、得失安之于数——"顺"的艺术

庄子云："得者，时也；失者，顺也。安时而处顺，哀乐不能入也。"所谓顺者，适从也。因而谋事在人，成事在天；顺其自然，适从天命；得之淡然，安之若素；失之坦然，乐观豁达。视所获如云烟，心顺而自安；唯天命实难违，尽力不存悔。

1. "顺其自然养天年"

顺其自然，是指顺应客观规律、乐天知命。然而，顺其自然并非消极被动，乐天知命非同认命听命，还是要具备上进心，遇事尽力而为，以全部的力量投入人生的理想抱负。而努力的前提，是不违背客观规律和自然之性，不逾矩越礼，不勉力强求。正如《礼记·中庸》所云："天命之谓性，率性之谓道。"只有遵从天命、顺性而动，做到劳逸有度、量力而行，淡于主观、随遇而安，才能益寿延年、幸福安康。

2. 何所谓"顺"？——善顺者兼顾"五顺"

（1）心顺：凡事看得惯、想得通、放得下，心情愉悦，心胸开阔，乐观豁达。性格开朗豪爽、积极向上，待人热情、宽厚，不斤斤计较、睚眦必报。

（2）身顺：做符合自己年龄段和适合自身条件的事情，爱惜身体、维系健康，凡事量力而为，不争强好胜。

（3）眼顺：能看到万事万物光明、进步的一面，以积极的眼光和乐观的视角看待问题。

（4）耳顺：著名思想家胡适云："耳顺是能容逆耳之言，听逆言不觉逆耳。"个人的任何行为，外人总有不同的评价，平素多听取积极的、和善的声音，对于不好听的声音要懂得明辨是非对错，善意忠言则采纳，恶意诋毁则忽略。

（5）嘴顺：含义有二：其一，是指吃好、喝好，在健康的基础上不要在饮食方面过分节俭，要学会享受人生；其二，是指多说赞美之言、称扬之语，切勿人后议论、背后批判他人。

3. 何以随"顺"？——顺应自然规律

随顺者适从天命。天命之道，分为天时、地利、人和。老子《道德经》曰："人法地，地法天，天法道，道法自然。"说明人的生存，最终还是要依照自然规律。东汉哲学家王充在《论衡》中道："人生于天地，天地无为，人察天性者，亦当无为。人本于天，天本于道，道本自然，顺乎自然，即是最上养生之道。"而《孙武兵法·月战》又云："天时、地利、人和，三者不得，虽胜有殃。"是以养生延寿之法，顺乎自然，非从天时、地利、人和而不可得也。所以，顺应自然，天人合一是中医养生的另一个重要原则。

孙光荣常说：中医养生是取法自然，取材自然，开发自身，顺应时序、地域和体质进行个性化"辨证施养"。正如《素问·宝命全形论》中指出："人以天地之气生，四时之法成。"人作为自然之产物，只有脏腑功能和气血运行皆顺应季节的更替和昼夜的变化，才能安康长寿。

（1）顺应季节：一年有四季，称"四时"。《灵枢·本神》云："智者之养生也，必顺四时而避寒暑。"《素问·四气调神大论》提到："春夏养阳，秋冬养阴。"四季因气候、气温、日照的不同而导致万物姿态各异。寻找季节的规律，顺其道而调摄，如"春生""夏长""秋收""冬藏"。要把"天人相应"的养生原则具体贯穿到饮食、运动、起居，防病、精神等各个方面去，才能达到益寿延年之旨。

（2）顺应时辰：一天有十二个时辰，人体有十二条经脉，十二时辰分别对应十二经脉。人体内的经气就像潮水一样，会随着时间的流动，在各经脉间起伏流注，且每个时辰都会有不同的经脉"值班"。如果能够顺应这种经脉的变化，采用不同的方法，就可以达到良好的养生效果。即"顺应时辰养生法"，很重要的原则就是最好顺应日出而作，日落而息，食饮有节，起居有常的规律，以此达到养生的目的。研究发现，人的睡眠与人的寿命有很大关系，中医一直推崇睡好"子午觉"，子午觉是指"子时大睡，午时小憩"。子时是晚上23时至凌晨1时，此时阴气最盛，阳气衰弱；午时是中午11时至下午13时，此时阳气最盛，阴气衰弱。中医学认为，子时和午时都是阴阳交替之时，也是人体经气"合阴"与"合阳"的时候，睡好子午觉，有利于人体养阴、养阳。子时是一天中阴气最重的时候，这个时候休息，最能养阴，睡眠效果最好，而且睡眠质量最好，可以起到事半功倍的作用。午时则要小寐，休息30分钟左右即可。中国特色的睡眠——睡子午觉，也是养生宝典之一。

（3）顺应地利：顺应地利是指适从地理位置和周围环境的变化，因势利导。我国幅员辽阔，经纬跨度大，水土各异，因而人们的体质和起居饮食习惯各不相同，此所谓"靠山吃山、靠水吃水"。《素问·异法方宜论》记载："东方之域，天地之所始生也。鱼盐之地，海滨傍水，其民食鱼而嗜咸，故其民皆黑色疏理。西方者，金玉之域，沙石之处，天地之所收引也。其民陵居而多风，水土刚强，其民不衣而褐荐，其民华食而脂肥。北方者，天地所闭藏之域也。其地高陵居，风寒冰冽，其民乐野处而乳食。南方者，天地所长养，阳之所盛处也。其地下，水土弱，雾露之所聚也。其民嗜酸而食胕，故其民皆致理而赤色。中央者，其地平以湿，天地所以生万物也众，其民食杂而不劳。"由此可见，当移居他地后，应做到入乡随俗，在起居、饮食、衣着、精神等方面进行有针对性的适应措施。

（4）顺应人和：人出生后有各自不同的体质和个体化的心理特征。正如《灵枢·寿夭刚柔》中所说："人之生也，有刚有柔，有弱有强，有短有长，有阴有阳"，"形有缓急，气有盛衰，骨有大小，肉有坚脆，皮有厚薄，其以立寿夭"。体质受先天禀赋和后天因素的影响，体质往往决定身体对治病因素的易感性和疾病过程的倾向性。顺应人和，就是要顺应各自不同的体质，扬长避短，因人制宜。中医一般将体质分为九种：平和体质、气虚体质、阳虚体质、阴虚体质、痰湿体质、湿热体质、气郁体质、瘀血体质和特禀体质。

孙光荣常说，养生保健，就要先了解和关注自己的体质。每个人的体质都具有相对的稳定性，但是更具有动态的可变性。体质决定了我们的健康，决定了我们对疾病的易感性，也决定了得病以后对治疗的反应和他的预后转归。所以，关爱体质、调整体质，就是治未病，就可以减少易发某类疾病的倾向，可以预防疾病的发生和发展。只有根据体质养生，才能达到延年益寿的目的。

第四章 中医养生理念

第六节　养生特点

一、淡

孙氏家训"俭以养廉，勤以补拙，躬以持身，恕以待人"，深深影响了他的为人处世，因而他始终保持平和心态，不斤斤计较名利得失。他认为，心态平和、为人忠厚，气机自然顺畅，身体也就能阴平阳秘，气血平衡。他胸怀慈悲心，不忘进取心。做人"低调"：善于律己恕人，谦逊忍让；做事"高调"：敢为天下先，当仁不让。他淡于应酬，集中精力追求事业。他说："做中医一世，唯求为国为民为中医立德、立功、立言，能做多少是多少，但求心安。"他认为，有一番事业可做，也是养心方法之一。人活着应该有所追求，在追求中体认自身价值，能为社会、为别人尽点心、尽点力、做点事，心态自会安定平和。孙光荣一生历尽坎坷，行到水穷处，坐看云起时，总能泰然处之、宠辱不惊。遇艰难困苦，他都以岳麓书院楹联"是非审之于己，毁誉听之于人，得失安之于数"自勉，这句话也成为了他的座右铭，养成豁达乐观的性格。他深有体会地说："如果心胸狭隘，满脑满心都是羡慕、嫉妒、恨，锱铢必较，什么养生也没用。"

孙光荣认为，中医养生的目的就是要追求"康乐美寿"，即健康、快乐、美丽、长寿。为此我们要注重三大重点：心、食、性，并且"心"是养生之重点和关键。中医养生注重天人合一，形神俱备。稽康《养生论》曰："形持神以立，神须形以存。"养神是本，养形是标，而养神的关键在于养心，养心的关键在于"静"。

1. **养生先养慈悲心**　心，是五脏六腑之"大主"。《素问·灵兰秘典论》明确指出："主明则下安，以此养生则寿，殁世不殆，以为天下则大昌；主不明则十二官危，使道闭塞而不通，形乃大伤，以此养生则殃，以为天下者，其宗大危，戒之戒之。"孙光荣认为，心可主导一切，心定则气和，气和则血顺，血顺则精足而神旺；能静则仁，有仁乃寿。孙光荣常以养生之理规诫弟子从医之道，说："养生要先养心，善良的人性和高贵的品格是做一个真中医的先决条件。惟有人性善良、品格高贵，才能以中医药事业兴衰为己任，才能忠诚于中医药事业而矢志不渝。"所以，养生首重养心。

国医大师 孙光荣 论中医养生

养心，是通过自身的修养，使心态达到平稳、洁净、宽容的境界，这样一方面可以有利于饮食、睡眠、行止，另一方面可以防护受到精神伤害。

慈悲，是慈爱、怜悯之意，唯有仁者爱人，才是慈悲。慈悲，本来是佛教语，其意一是指给人以快乐，二是指将人从苦难中拯救出来。《智度论·释初品中·大慈大悲义》说："大慈与一切众生乐，大悲拔一切众生苦。"也就是说，要富有慈爱心、同情心、悲悯心，特别是我们业医者，更要有大慈大悲之心。这才有利于自身养生，也有利于救死扶伤。

任何人，无论年龄老幼、地位高下、财帛多寡，如果心境龌龊，时时刻刻在算计别人，成年累月心中充满"羡慕嫉妒恨"，那无论吃什么保健品，无论学什么养生功，都是"竹篮打水一场空"。

与养心相配合的，孙光荣认为"缓"字相当重要。他给他的学生们提出"四缓"的要求："言缓能和，行缓必安，论缓达正，事缓则圆。"

2. 养心以静心为要　中医认为阴阳平衡则人体健康无病，而孙光荣从此引出"阴阳平衡，水火相济"则"和"，人体则长寿。心，五行属火，为阳脏，主动，它的功能就像太阳一样，通过推动全身血液气血循环，使得人生机勃勃，生命活动正常。如果心火过旺就会出现烦躁不安、夜寐多梦、心悸惊恐等症状。孙光荣从阴阳燮和理论出发，认为"静"属于阴，五行属水，养生就必须以静制动、以水济火，以静养心是养生之大法。孙光荣养心讲求自我调节情志，"是非审之于己，毁誉听之于人，得失安之于数"。他教导弟子学会"仁德"，不要过于追求物欲，"仁者寿""仁者无敌"。孙光荣沉潜医道六十余载，自入医门伊始便惟愿普救含灵之苦，更立下誓言奉行大医精诚之准则，决不收受任何病人的钱财礼品，更不会以患者的地位身份而开方下药。这是他大医精诚的"德"，也是他践行养心需"静""无欲则刚"的养生宗旨。孙光荣是第一、二、三批国家中医药管理局全国优秀中医临床人才研修项目培训班主任，为了培养新一代名中医，他呕心沥血，忘我地工作，他还常常把自己比喻为渡河的舵公，渡了一批又一批过河，而自己留在渡口原点。字如其人，孙光荣的书法苍劲有力，架构清奇、用笔隽秀。在南阳医圣祠、西安药王山等处，都留下了孙光荣的墨迹。且其文采斐然，出口成章，颇有古人之风。他说："书法练习时能让人精神集中，排除杂念，暂时把心中烦忧弃之于外，而且书法练习需要明心见性、气贯丹田、关节灵活，对于身体锻炼也有一定好处，是身心皆能修炼的方法。"

3. **食、药、运动养心**　养心还可以通过食疗、药疗、运动，但也需要注重"静"，"静"即让心气平和。孙光荣建议日常饮食"七分饱"，"过酉不食"，且饮食切忌在情志波动的时候，如大喜、大怒、大悲、大恐、深思、忧愁之时，体内气血波动，五脏不安，故不宜进食。莲子粥、龙眼粥都能养心安神，可以间隔服用。天王补心丹、柏子养心丸是养心安神的方药，可以用于失眠、烦躁之人。孙光荣有一经验方：生晒参 10g，生黄芪 10g，紫丹参 10g，云茯神 12g，炒枣仁 12g，灯心草 3g。先服 7 剂，每日 1 剂，分 2 次服，此后每月服 3 剂保健之用，可以健脾养心安神。孙光荣自创的一套"九九自振养生操"，可以益气活血，运动全身脏腑经络，又不剧烈，偏向于中医内功，可收延年长寿的功效。

4. **德业双修，淡泊名利**　孙光荣认为，作为一名中医，必须要尊奉"大医精诚"而执业，决不能存私丧德，做事不要违背良心，不要见利忘义。历代名医都致力于"德业双修"，力争达到'德业双馨'的境界，以成为"苍生大医"作为终生奋斗的目标。因此，中医必须特别注重忠、贞、仁、慈、廉、恕、谦、勇等医德的修养，特别注重亲、悯、和、缓、稳、简、平、实等医风的建树，要善于以自身的言行彰显"生命至贵"的理念，也就是"病人至上"的理念，诠释《大医精诚》的内涵。患者是医者的衣食父母，拒收患者的礼金、礼品是孙光荣的铁律。

究其原因是家严为其订下的家规。孙光荣说："我 9 岁开始学医那一天，就燃三炷香向观音菩萨、向父亲跪立了誓言：此生绝不收受任何病人的礼金、礼品，否则处方不灵。"同时从医德层面，孙光荣认为不能接受患者的礼金、礼品的理由有三：即不忍、不能、不必。

一是不忍。病患之家是怕医生不为他精心治疗才送钱送物。人家已经患病了，精神上、经济上、时间上都非常困苦，医生收病人的钱物其心何忍。这就是"不忍"。

二是不能。治愈了疾病，病人出于感激之心来馈赠，同样不能收，因为救死扶伤是医者的天职，第一次收了，可能不会忘记自己的天职，次数多了就自然把自己当成了商品，逐渐忘记了天职而"恃己所长，专心经略财物"，丢掉了医格，久而久之，其身不正，其影必斜，会影响对子孙和学生的教育。钱财乃身外之物，无需以神圣的医业谋取财物。这就是"不能"。

三是不必。生活简单点、朴实点，不向高标准看齐，对自己有很多好处，现在不是大家都重视养生吗？其实，养心是养生的关键，真正做到"无欲无求"，就能"无欲则刚"，活得自在，活得自信，活得有实力，这就是"不必"。

二、上

孙光荣指出，人，生存在大自然中，活动在社会事务中，人的体质、经历、素养、生存与工作的环境千差万别，亚健康状态也就必然千差万别，调理亚健康状态的思路与方法也就必然千差万别。因此，调理亚健康状态要遵循中医学的因人、因时、因地制宜的学术思想，其调理的原则是"合则安"，不可能千人一方、万众一药。例如，同样表现为"抑郁症预警综合征"，不能一律采用镇静的方法进行调理，而要分阴阳、察气血、识虚实、析痰瘀，在养心安神的同时，必须分别采用升清降浊、补气活血、补虚导实、祛痰化瘀等不同的方法进行个性化的调理。适合的调理才能使亚健康状态转为安和的健康状态。即使是饮食调理，也应因人、因时、因地制宜，并非凡是具有高血压前兆的人都不能食用肉类，也不是所有人都适合饮用牛奶，进食任何食品或饮品之后，不胀、不泻、不乏力、不"上火"，即是"合则安"。同理，药物调理、经络调理、心理调理、形象调理等方法，也应把握"合则安"这一调理亚健康状态的原则，使之"上静、中和、下畅"，从而消除疾病预警综合征，转换为健康状态。

其一，上静。"上静"顾名思义就是保持头脑清醒、心态平和。这就首先要求人们修炼养生之德，保持良好心态，不急不躁、不骄不傲，日常要注意疏肝理气、平心静气。"上"，概指以"心"为主的"上焦"。中医学认为，"心主神明"，"心藏神"。众所周知，"健康的一半是心理健康"，因而可以断言，众多亚健康状态的出现，至少有一半是因为心理因素造成的，换而言之，亚健康心理状态是亚健康状态的主要表现形式。"上静"，就是在调理中始终要注意使调理对象心态平和、安静。

其二，中和。"中"，概指以"脾胃"为主的"中焦"。中医学认为，因"人以水谷为本，故人绝水谷则死，脉无胃气亦死"。元气之充足，皆由脾胃之气无所伤，而后能滋养元气；若胃气之本弱，饮食自倍，则脾胃之气既伤，而元气亦不能充，则诸病之所由生。应认识到"内伤脾胃，百病由生"，所以中医称脾胃为"后天之本"。由此可见，"脾胃失司"是导致亚健康状态的主因之一。正常的脾胃状态是"泻而不藏""实而不满"。正常的脾胃功能是能"纳"能"化"。因此,"中和",就是在调理中始终要注意使调理对象脾胃的纳化适度,不饥、不胀、不厌食、不暴饮暴食。

其三,下畅。"下",概指以"肾"为主的"下焦"。中医学认为,"肾藏精",是生命之源,称为"先天之本"。肾主水液,主纳气;肾主骨,生髓,通于脑,开窍于耳及二阴。所以,肾所藏之精气的盛衰,决定着人体的盛衰。如果肾中精气不足,可导致幼儿的"五迟"(立迟、行迟、齿迟、语迟、发迟)、"五软"(手足软、头软、颈软、肌肉软、口软),可导致成人的发脱齿摇、头晕耳鸣、记忆力减退、性功能减退、小便余沥、大便溏稀或结涩等未老先衰的症状产生,而后"百病蜂起"。因此,历代医家都极为重视肾的调补。"下畅",就是在调理中始终要注意使调理对象的前后二阴通畅,即大、小便要通畅。对于女性调理对象,还要始终注意其月经的期、色、质、量以及白带的色、质、量和气味。

三、善

孙光荣在临床中注重三点:一是善调气血,二是善平升降,三是善衡出入。其倡行的"中和"学术思想认为,"中和是机体阴阳平衡稳定的基本态势,中和是中医组方选药追求的最高境地"。本《黄帝内经》"阴平阳秘,精神乃治"思想,孙光荣进一步指出:如果说"阴阳平衡"是机体稳态的哲学层面的概念,那么"中和"就是人体健康精气神稳态的具体描述,而"中和"也最能在人体气血层面和心理层面阐释人体的生理、病理。中华文化的灵魂是"和",中医医术的最高水平是"调",中医疗效的终极指标是"平"。调是指调整、调和、调理,重点是指调阴阳、调气血、调气机升降出入,调的"目的"就是为了达到"中和"。孙光荣指出,中医疗病养生的要诀是:上静、中和、下畅。临床学术观点是:扶正祛邪益中和,存正抑邪助中和,扶正防邪固中和。临床基本治则是:慈悲为本,仁爱居先,一视同仁,中和为基。临床思辨特色是:调气血、平升降、衡出入、达中和。无论何种思路,针对表里、寒热、虚实、顺逆、生死均不舍阴阳总纲,亦离不开气血的"中和"。《素问·调经论》指出:"人之所有,血与气耳。"孙光荣认为血的"中和"是为康健的关键,因"气为血之帅,血为气之母"。《素问·六微旨大论》曰:"非出入,则无以生长壮老已;非升降,则无以生长化收藏。"升降、出入是万物生长化收藏、人体生长壮老已的本质规律，升降出入平衡，则机体功能状态就趋于平和而有序，此乃治病及保健的根本。所以，孙光荣每每临证都会在调气血前提下，注重平升降、衡出入。综合起来就是要"致中和"。其遣方选药亦总以"谨察阴阳所在而调之，以平为期"，从而以诊治之中和，致机体之中和。

职场人士养生要做到"五个善于"。现代职场人士，尤其是事业有成的精英，工作、生活节奏快，"压力山大"，身体状况堪忧。这部分人如何养生？

孙光荣认为，"压力山大"的原因是多方面的。一是教育、考核方式的后效应问题，如果接受的是以"填鸭式"为主的教育，那么青年人毕业后创新性思维容易"断电""短路"，思维跟不上，行动就跟不上，所以任何事都不善于从容面对，生活就紧张无序，必然感到工作"压力山大"；二是工作选择的问题，或学非所用，或在做自己不喜欢、不适应的工作，就必然感到压力增大；三是"心比天高，力比纸薄"造成的，总想自己当领导、当老板，参与自己力不胜任的竞争，不懂得"按本色做人、按角色做事"，自己给自己造成了不必要的压力；四是没有懂得"一张一弛文武之道"的意涵，没有把握住学习、生活、工作的合理配合度；五是不善于养生。

工作压力大的人群，应该如何养生？孙光荣将其简单地归纳为"五个善于"。一是要善于转移情志，不要只想一桩事、只干一样活、只看一种书。有时间可以读读古诗词或者中医书，甚至看看"成年人的童话"武打小说、科幻小说，散散步，玩玩摄影，种草养花等等，只需要半个小时就可以感到放松一些。二是要善于静心养神，工作紧张时静心、闭目十分钟，非常管用。特别是要睡好"子午觉"，无论如何忙，中午、子夜，至少要睡一个小时。三是要善于工间活动，可以放松全身，周身自振300次。四是要善于合理用眼，不要整天垂颈低头看手机、玩游戏，近距离用眼1个小时左右，要放眼远处，有条件可以"极目楚天舒"，没有条件也可以"瞪眼天花板"。五是要善于调整机体平衡，请中医指导，选择服用适合的食疗方或中成药。

四、旺

孙光荣养生提倡"旺健"，其自创"九九自振养生操"，每日晨起，他都花15分钟练习自创的"九九自振"养生操，从面部肌肉到全身骨骼肌肉，无不得以有效运动，这也是他保持年轻面容、充足中气、灵活动作的秘诀之一。这套操能在最短时间内获得最佳养生效果，做完再进食，精神抖擞一整天。

1. **预备** 垂肩，直立，平开半步，面朝太阳升起的方向，全身放松；尽量睁大双眼，尽量张大口腔，舌尖抵住上腭；深呼吸 9 次。

2. **以头书凤双臂展** 以头部书写繁体的"鳳"字，缓慢活动颈部；双臂自由活动、舒展。

3. **左右踢腿腰转圈** 腰部左转、右转各 9 次；下蹲 9 次；左右踢腿各 9 次。

4. **站踮蹲振各三百** 自然站立，利用膝盖屈伸自然振动 300 次；踮起脚尖，利用膝盖屈伸自然振动 300 次；下蹲，利用膝盖屈伸自然振动 300 次。

5. **结束** 自由活动，舒展四肢，如有可能，步行 1000 米。

第七节　养生饮食

我国伟大的医药学家李时珍说："饮食者，人之命脉也。"合理的膳食结构，会给健康带来极大的裨益。饮食养生是中医养生学的一个重要组成部分，国医大师孙光荣将中国古代"贵重尚和"哲学思想融入到养生实践中，提出了"合则安"养生原则。

倡导"合则安"之健康状态调理原则，健康、亚健康、疾病、愈后，是人类机体的四种存活状态。处于健康状态，需要养生；处于亚健康状态，需要调理；处于疾病状态，需要治疗；处于愈后状态，需要康复。亚健康，是介于健康与疾病之间、可以双向转移的中间状态，实质上即是疾病预警综合征。调理亚健康状态，是在疾病发生之前，基于中医"治未病"思想补偏救弊、调之使平，以期转换为健康状态的全过程。孙光荣指出，人生存在大自然中，活动在社会事务中，人的体质、经历、素养、生存与工作的环境千差万别，亚健康状态也就必然千差万别，调理亚健康状态的思路与方法也就必然千差万别。因此，调理亚健康状态要遵循中医学的因人、因时、因地制宜的学术思想，其调理的原则是"合则安"，不可能千人一方、万众一药。

我国传统的饮食结构为"五谷为养，五果为助，五畜为益，五菜为充"。然而，随着快餐文化迅速流行，传统的谷物类食物摄入量在减少，蔬菜水果摄入量偏低，高胆固醇、高脂肪的食物摄入量大增，导致罹患各种慢性疾病的概率持续攀升。现在，我们需要回归科学的膳食结构，回归健康的生活方式。病是从口入的，一定要注意饮食，孙光荣一直坚持的养生方式是绿茶每天三大杯，水煮的鸡蛋每天两枚，清蒸肉每周三次，蔬菜每餐必备等。

1. **绿茶**　绿茶是中国的主要茶类之一，是指采取茶树的新叶或芽，未经发酵，经杀青、整形、烘干等工艺而制作的饮品。其制成品的色泽和冲泡后的茶汤较多地保存了鲜茶叶的绿色格调。常饮绿茶能防癌、降脂和减肥，对吸烟者也可减轻其受到的尼古丁伤害。

绿茶是未经发酵制成的茶，保留了鲜叶的天然物质，含有的茶多酚、儿茶素、叶绿素、咖啡碱、氨基酸、维生素等营养成分也较多。绿茶中的这些天然营养成分对防衰老、防癌、抗癌、杀菌、消炎等具有特殊效果，是其他茶类所不及的。

2. **水煮鸡蛋**　鸡蛋的营养丰富，被誉为"世界最营养早餐""理想的营养库""最优质的蛋白"等，是日常生活中最普遍的营养丰富的食物。孙光荣多年坚持每天一颗水煮鸡蛋，摄入自然界的优质蛋白，补充人体所需多种营养物质。

带壳水煮蛋，在一层外壳的包裹下，营养不会丢失，且不加一滴油、烹调温度不高、蛋黄中的胆固醇也没接触氧气（胆固醇一旦被氧化，就会成为最严重的心血管健康威胁之一），因此是最营养、最有益的吃法。鸡蛋中容易带有沙门菌，半熟状态容易引起病菌，水煮十分钟基本可以全熟。

3. **清蒸肉**　孙光荣提倡肉类饮食以清蒸为主，每周食用三次清蒸肉。动物性蛋白质的氨基酸组成更适合人体需要，且赖氨酸含量较高，有利于补充植物性蛋白质中赖氨酸的不足，且清蒸的烹饪方法处理的食物易消化吸收。

清蒸是常用烹饪方法之一。具体操作是将预处理好的新鲜食材，配上佐料及辅料直接放于锅中，将锅盖盖好蒸熟即可。使用清蒸方法制作的菜品，保持了食物的原始风味，且能够最大程度保留食材的营养物质，因而被公认为是最健康的烹饪方法。

4. **蔬菜** 蔬菜是人类日常饮食必不可少的食物之一，提供大部分人体所必需维生素和矿物质等营养物质。此外，蔬菜中还有多种多样的植物化学物质，是人们公认的对健康有效的成分，目前果蔬中的营养素可以有效预防慢性、退行性疾病的多种物质，正在被人们研究发现。

蔬菜的种类繁多，包括植物的叶、茎、花、果、鲜豆、食用蕈藻等，不同品种所含营养成分不尽相同，甚至相差悬殊。红、黄、绿等深色蔬菜中维生素含量超过浅色蔬菜，他们是胡萝卜素、维生素 B_2、维生素 C 和叶酸、矿物质（钙、磷、钾、镁、铁）、膳食纤维和天然抗氧化物的主要或重要来源。日常生活中蔬菜的选择应多样化，合理搭配，首选新鲜和应季蔬菜。

5. **豆类** 豆类食品可以为膳食提供大量质量较高的蛋白质和碳水化合物，对调整国民膳食结构有重要意义，同时豆类食品还富含多种重要的维生素和矿物质，其营养价值接近于动物性蛋白质，是较好的植物蛋白。为提高农村人口蛋白质摄入量及防止城市中过多消费肉类带来的不利影响，应大力提倡豆类，特别是大豆及其制品的生产和消费。

在我国，豆类食品的消费有着悠久的历史，与豆类相关的食品种类繁多，品种丰富。其中包括未经加工保持完整形态的豆子，如黄豆、黑豆、青豆、绿豆、红豆、豌豆、蚕豆等；传统的大豆制品，如豆浆、豆腐、豆豉、腐竹等；豆类蔬菜，如豆芽、豆角、荷兰豆等。

6. **坚果** 坚果又称壳果，使用部分多为坚硬果核内的种仁子叶或胚乳，营养价值很高，含蛋白质、油脂、矿物质、维生素较高，对人体生长发育、增强体质、预防疾病有极好的功效。

由于各种坚果的营养物质含量差异较大，因而不同的坚果会根据自己的营养特点表现出不同的作用。如，杏仁含高蛋白，提供镁、膳食纤维、钾、钙、磷、铁等微量元素，因而具有减低心脏疾病的危险和润肺祛痰、止咳的效用；核桃含有蛋白质、脂肪、维生素及微量元素等，它不但有补肾强腰之功能，对防治虚寒喘咳、泌尿结石、记忆力衰退也有一定的调理作用；栗子含有丰富的淀粉、蛋白质、脂肪、维生素，具有清热除湿、强壮筋骨的效用；松子富含脂肪、蛋白质、碳水化合物等，也是中药的一种，对神经衰弱引起的失眠、虚汗、慢性肠炎等都有疗效。坚果的营养价值很高，但也有它的缺点，因其油脂含量过高，因而高脂血症、冠心病、动脉硬化、糖尿病等患者食用时应减量。

第八节　养生方药

1. 降压饮

组成：石决明 20g，川杜仲 15g，川牛膝 15g，老钩藤 15g。

用法：每日一剂，水煎服。

适用人群：适用于高血压等辨证为阴虚阳亢之人群。

2. 五豆饭

组成：黄豆，黑豆，绿豆，白扁豆，赤小豆。

用法：等量，视食量，加适量食盐，蒸透，隔日代早餐食用。

适用人群：适用于糖尿病人群食疗。

3. 三清茶

组成：荷叶 5g，山楂 5g，玉米须 5g。

用法：水煎，代茶饮。

适用人群：适用于糖尿病、高脂血症、肥胖等人群。

4. 宁心饮

组成：生晒参 10g，生北芪 10g，紫丹参 10g，麦冬 10g，五味子 3g。

用法：每日一剂，水煎服。

适用人群：适用于冠心病、心悸等辨证属气阴不足之人群。

5. 安神饮

组成：云茯神 10g，炒枣仁 10g，夜交藤 10g，何首乌 10g。

用法：水煎服，每日一剂，睡前 1 小时服用。

适用人群：适用于失眠人群，辨证属心血不足者。

6. 荷叶山楂饭

组成：干荷叶 10g，生山楂 10g。

用法：蒸米饭，早餐时服用，隔日一次。

适用人群：适用于肥胖人群。

7. 润燥止痒方

组成：全当归 10g，北枸杞 10g，天门冬 10g，麦冬 10g，白鲜皮 10g，地肤子 10g。

用法：水煎服，每日一剂。

适用人群：适用于瘙痒症辨证属血虚风燥之人群。

8. 和胃止痛方

组成：乌贼骨 10g，西砂仁 4g，延胡索 10g。

用法：水煎服，每日一剂。

适用人群：适用于气滞胃痛之人群。

9. 补肾定喘方

组成：蛤蚧粉 5g，矮地茶 10g，炙冬花 10g，炙紫菀 10g，法半夏 5g，广陈皮 5g。

用法：水煎服，每日一剂。

适用人群：适用于慢性支气管炎、慢性阻塞性肺疾病等，辨证属肾不纳气之人群。

10. 前列腺保健方

组成：益智仁 10g，台乌药 10g，菟丝子 10g，车前仁 10g，路路通 10g，菝葜根 10g，蒲公英 10g。

用法：水煎服，每日一剂。

适用人群：适用于前列腺增生症辨证属肾虚不固、湿热下注之人群。

11. 清带坐浴方

组成：蛇床子 15g，百部根 15g，金银花 15g，土茯苓 15g，煅龙骨 20g，煅牡蛎 20g。

用法：水煎，坐浴。早晨、晚上各坐浴 1 次，每次 5 分钟，连续 7 天。

适用人群：适用于阴道炎辨证属湿热下注之人群。

12. 冬令进补方

组成：驴胶 10g，龟胶 10g，鹿角胶 3g。（女性去掉鹿角胶）

用法：蒸服，可放鸡蛋，立冬至冬至每日一剂。

适用人群：适用于精血不足人群。亦可适用于平和体质人群。不建议痰湿体质、湿热体质人群服用。

第九节　养生服饰

服饰和人体的健康是有关系的，科学、恰当地配备服饰对人体的健康有好处，此称之为服饰养生，或曰"衣养"。服饰包含服装和配饰，服装里头除却衣服尚有帽子、鞋袜等，对于服饰的要求，不但要穿得美丽，而且还要穿得健康。可以说服饰是人的第二层皮肤，服饰除却有保暖防寒的作用，尚有护体、透气散热、吸湿保湿的功能。服饰尚有打扮装饰的作用，尤其在社交场合有调剂作用，除却直接对健康的影响，对人的心理有着比较重要的影响。服饰尚是一种文化，除了对人体健康有影响，也是文化的传载者，甚至引领时尚文化。有专门的学者研究服装交际、服装文化、服装潮流，有诸多的服装设计师，融入了诸多元素在里头，引领一个时段、一片区域，甚至是全球的潮流。

服饰养生的目的跟其他养生方法一样就是要促进健康，维持健康，延长健康，最终达到康乐寿美。不管服饰的款式、材质如何变化，终极目的要人满意、舒服、愉悦，如此才能在身心上均有收益，此点古今中外概莫出其右。对于服饰养生，孙光荣认为其最高原则就是合则安，不一定要拘泥于某种标准。此点正合中医"三因制宜"的指导思想。服饰养生要顺其自然，以适宜、得体、喜欢为度。可以淡泊、朴素，可以鲜亮、华贵。对于不同材质、不同款式、不同类型，以喜欢为总体原则，正所谓"萝卜青菜，各有所爱"。但是，服饰的选择也不能太随意、随性，不能冬穿夏装、夏穿冬装，乱了季令，这种"美丽冻人""过度捂热"是对健康有影响的。服饰的选择、穿着应该以中医养生理论作为指导，科学的、合情合理的服饰配套，才能构建好健康 - 服饰的体系，实现真正的服饰养生。

对于如何穿衣，古人有一定的认识，如要适寒温。《灵枢·师传》云："便此者，食饮衣服，亦欲适寒温，寒无凄怆，暑无出汗。"要追求淡泊和朴素。《素问·上古天真论》云："故美其食，任其服，乐其俗，高下不相慕，其民故曰朴。"《弟子规》云："衣贵洁，不贵华；上循分，下衬家。"要合时宜、合身份。《素问·上古天真论》说："无患慎之心，行不欲离于世，被服章，举不欲观于俗，外不劳形于事，内无思想之患，以恬愉为务，以自得为功，形体不敝，精神不散，亦可以百数。"

孙光荣认为，服饰养生一定要注意时令季节。《灵枢·本神》言："故智者之养生也，必顺四时而适寒暑。"穿衣配饰也不例外，跟季节气候有密切关系，一定要根据季节特点，随着天气的变化及时进行调节。

春季，万物复苏，春暖花开，由阴转阳。《素问·四气调神大论》曰：

"春三月，此谓发陈，天地俱生，万物以荣……以使志生……此春气之应，养生之道也。"但是，春季的气候多变化，不太稳定。俗话说："春天小孩脸，一天变三变。"春天服饰要利于阳气的生发，要求服饰的款式宽松，衣带勿紧，对皮肤和经络没有压迫，利于气机的运行。面料柔软温和，特别是内衣，更要对皮肤没有刺激和压力。春季服饰不宜太薄，要使体表处于温暖、微欲其汗的感觉，使腠理呈微开的状态，利于阳气的外行。若要挡风厚实挺括，可戴风帽。且春季的季节特点为多风，春季一旦感受风邪，起病骤急，肺位居高，必首当其冲，易发生呼吸系统疾病，故春季着装不宜太薄，寒衣只宜渐减，衣着宜"下厚上薄"。体质虚弱之人更应特别注意背部保温。《素问·脉要精微论》言："背者，胸中之府。"而胸中藏心肺，最易受寒，所以背心类服饰，在春季最为适宜。春天的服饰要固护颈项，尤其是头颈部的风府穴、风池穴和脑后部位。风池、风府二穴是祛风之所亦是最易受风之处，首须固护。《唐宋卫生歌》曰："坐卧防风来脑后，脑后受风人不寿。"《老老恒言》中亦载："脑后为风门穴，脊梁第三节为肺俞穴，易于受风，办风兜如毡雨帽以遮护之。"

夏季，气候变暖，转袪炎热，阳气鼎盛，是天地气交的季节。《素问·四气调神大论》曰："夏三月，此谓蕃秀，天地气交，万物华实，夜卧早起，无厌于日，使志无怒，使华英成秀，使气得泄，若所爱在外，此夏气之应，养长之道也。"夏季人的阳气布于体表，服饰要款式宽松，面料柔软，无碍阳气在体表的运行。夏季不宜裸露身体尤其是胸背处，以防虚邪贼风袭体表阳气，伤人一身之阳，此谓夏为寒变。《老老恒言》曰："夏虽极热时，必着葛布短半臂，以护其胸背。"另外，夏季要无厌于日，使气得泄，如果裸体当风取凉，肌肤受风邪之袭而收引闭塞，不利于气的外泄，此为暑气内闭。夏天穿衣讲究凉爽吸湿防暑，但也不是一味追求凉爽，夏天更要防止因贪凉而受寒，而且夏季腠理疏松，最易受风着寒，并且因为夏季阳气在表，伏阴在内，受寒之后邪气更易长驱直入，伤及脏腑。《孙真人卫生歌》说："春寒莫放绵衣薄，夏热汗多须换着，秋令衣冷渐加添，莫待病生才服药。"夏季也会受风邪，故而不宜穿袒胸露背之服饰，以防风邪袭击胸胁而心受病。

秋季，天气转凉，燥邪当令。《素问·四气调神大论》曰："秋三月，此谓容平，天气以急，地气以明……使志安宁，以缓秋刑，收敛神气，使秋气平，无外其志，使肺气清，此秋气之应，养收之道也。"秋季是收敛的季节，宜收敛神气，无外其志，服饰的款式可适当收敛一些，贴身但对身体无压迫。秋季服饰不宜太厚，使体表处于稍稍有些凉的状态，使腠理闭合，以利于阳气内收。秋季多燥，服饰面料防燥防静电。秋季病在肺，俞在肩背，秋季之风邪易袭肩背而肺受病，所以秋季不宜穿露肩背的服饰，秋季服装适合穿如坎肩一样的款式。秋季是万物收获的季节，天气干燥，日照渐少，气温由热转凉；人体在秋季阳气逐渐由表转里，气血运行减缓，新陈代谢减慢，腠理汗孔闭存，汗液排出减少，皮肤干燥。秋季服饰面料最适宜选用保湿性能好的，如丝质内衣富有蛋白纤维，具有亲肤保湿作用，为最妙的"燥者濡之"的服装面料。

冬季，天气转寒，阴气加重。《素问·四气调神大论》曰："冬三月，此谓闭藏，水冰地坼，无扰乎阳……去寒就温，无泄皮肤，使气亟夺，此冬气之应，养藏之道也。"冬季是闭藏的季节，此季要无扰乎阳，去寒就温，因此服饰要温暖厚实，包裹阳气，但此季又要无泄皮肤，否则使气亟夺，所以冬季服饰宜温暖但不宜过热，更不宜使身体出汗。《摄生要义·四时篇》云："冬月天地闭，血气藏，伏阳在内，心隔多热，切忌发汗以泄阳气。"阳加于阴谓之汗，汗是阴阳二气的合体，所以汗出则伤阳又损阴，此违背了冬季无扰乎阳的养生之道，又犯了秋冬养阴之忠告。冬季服饰以温暖为要，但不宜暖至动辄汗出的地步，有些凉意无妨，只要不觉寒冷战栗即可。故《灵枢·师传》曰："寒温适中，故气将持，乃不致邪僻也。"冬季要防寒防风，服饰面料和款式要防寒防风。冬季风袭病在肾，俞在腰股。王冰注："腰为肾府，股接次之，以气相连，故兼言也。"可见，"腰股"指腰部兼臀部。说明冬季之风邪易袭腰和臀部而肾受病，所以冬季服饰要长过臀部，且腰部和臀部设计要厚实挡风防寒。在我国古代有种护腰的服饰叫"主腰"，这种服饰从前面腹部至腰部，环围一周，为的是腰部和腹部的保暖。元代丘处机在《摄生消息论·冬季摄生消息》中主张冬季"宜居处密室，温暖衣装，调其饮食，适其寒温；不可冒触风寒，老人尤甚"。

服饰的选择尚需兼顾地域及民族风情。东南地域，湿为特点。《丹溪心法》云："东南之人，多是湿土生痰，痰生热，热生风也。"潮湿而又闷热的气候容易产生真菌，经呼吸道或摄入被真菌污染的食物，可引起鼻塞、流涕、打喷嚏，甚至出现呼吸困难、喘息不止等症状。潮湿的环境还极易引发人体其他病症，例如一些风湿病患者会出现关节疼痛；有些人会出现身倦、乏力等症状，中医称此为湿邪。穿衣应选择通风透气，且吸湿力强的衣料做衣服，如棉、麻均是极合适的材料。服饰要轻薄、宽身，衣服颜色以淡色为主，要经常洗晒，勤换为妙。

东北地域，寒湿为特点。由于所处纬度高，地处温带半湿润的大陆性季风气候，夏季高温多雨，冬季寒冷干燥，是典型的大陆性气候的代表。穿衣与生活环境和生活方式有着密切关系，多为袍形服装，在用料上多选用缎、绸、丝、棉、絮和皮料。

西北地域，燥寒为特点。《丹溪心法》曰："西北二方，极寒肃杀之地，故外感甚多。"西北之地与东南之地形成鲜明对比，《黄帝内经》中以此二地域作为代表，用来讨论差异。如《素问·阴阳应象大论》说："天不足西北，故西北为阴，而人右耳不如左明也；地不满东南，故东南为阳也，而人左手不如右强也。"宋代《圣济总录》亦曰："天不满西北，地不满东南……西北阴也，土地高厚。"西北地域饮食、衣着服饰都应围绕此来因地制宜。

服饰与疾病有相关性，不同的疾病对服饰的要求可能有差别。《素问·宣明五气》曰："五脏所恶，心恶热，肺恶寒，肝恶风，脾恶湿，肾恶燥，是谓五恶。"《素问·脏气法时论》又云："病在肝……禁当风。病在心……禁温食热衣。病在脾……禁温食饱食湿地濡衣。病在肺……禁寒饮食寒衣。病在肾……禁犯焠埃热食温灸衣。"所以心病者不宜穿衣太暖，肝病者衣宜挡风，脾病者不可穿湿衣，肺病者不可衣之过寒，肾病者不可穿热衣。《遵生八笺》亦云："肾病，无犯热食，无着暖衣。"

根据五行的原理，五色主病的理论，不同脏腑的疾病，对服饰的颜色要求也不同。肝病患者面色多为苍白、青黑。在五行中苍白可为金克木，青黑可列为子病及母，故此病者在着装颜色上应特别注意。如穿着青色、绿色、白色、黑色、蓝色的上衣，这些服色会使面色显得更为苍白、憔悴，且更具病态，由此影响到病者心志，由心志而致使病情加重。根据五行生克乘侮规律，以防母病及子和肝病传脾，此病患者服装着色宜为红色、粉红色和橙色，使得面色由苍白变得较为红润，产生自信而对抗病邪，起着辅助治疗的心理作用，对病者有利无害。

心病患者若穿上红色、紫色衣服，无异于火上加油，衫红、面红，两红相印，仿如病情加重，致使患者烦躁不安，故此时服饰最宜为属木的青色、

国医大师 孙光荣 论中医养生

属土的淡黄色和属肺的白色。青色、白色是冷色，相影之下可使心病患者的热证得到平复，热病得到舒缓；黄色可使人愉快，稳定情绪，增加食欲，有助于康复。

黄色属脾，主湿、主虚，湿使人身重，虚使人倦怠，故有湿证、体质虚弱者不适宜穿黄色的服饰，会使人觉得湿邪加重。青色为木，木克土，青色令人宁静，令人忧郁，给予虚者，更使人倦怠，也有病情加重的感觉。脾虚则血气生化不足，中医认为"虚则补其母"，火生土，火为母，火在色为红，红色热情奔放，可增加人的活力，而火生燥湿，故穿红色系的服饰会使人看上去有病情减轻的感觉，病者随之也会加强愈病的信心。

患病肤色变白的人多为虚证、寒证。此类病人多表现为身体虚弱、容易疲劳、动作缓慢、反应迟缓、精神忧郁。根据中医五行五色的关系，土生金，土在色为黄棕。黄色、棕色表达着活泼、辉煌、灿烂，使人感到温暖、愉快，充满精力，从而可以开导白色的忧郁情绪。金生水，水在色为黑，黑色也表达着力量和庄重，黑色和白色起着强力的反差，所以患者最宜穿着黄色、橙色、棕色和黑色衣服，红色也可作为参考穿着。在五行中，水生木，木对应的颜色是青色、绿色。绿色表达着生命，有着调节和改善机体功能，使人充满活力，还有安宁镇痛的作用，故此患者最宜穿着绿色、青色服饰，有助于改善患者症状和心理。另金生水，金为水之母，白色、黑色有强烈的对比度，因此，白色服饰也适宜此类病者穿着。

此外，对于咳嗽患者，形寒饮冷则伤肺，且肺病者多咳，对于咳者要温衣，所以《素问·缪刺论》亦有"咳者温衣饮食"，也就是说病咳嗽者穿衣要温暖，不食冷食。对于患寒证者，宜温衣。《素问·汤液醪醴论》曰："五脏阳以竭也……微动四极，温衣。"对于患热证者，宜寒衣。《素问·刺热论》曰："诸治热病，以饮之寒水，乃刺之；必寒衣之，居止寒处，身寒而止也。"对于汗证患者，适宜厚衣令汗出。《灵枢·痈疽》曰："则强饮厚衣，坐于釜上，令汗出至足已。"

第十节　养生晨操

孙光荣将中医的养生分为六个层面，即德、道、学、法、术、器。德者，仁爱、平和也；道者，法于天地，顺应自然、效法自然，因人、因时、因地制宜也；学者，养生的专门学问，包括历史、原理、流派、法则、方式等；法者，养生的总则以及养生的要领、要义、要诀；术者，食养、药养、术养之流；器者，养生器械、器具、健康品也。养生之德引领养生之道，养生之道主导养生之学，养生之学统领养生之法，养生之法指导养生之术，养生之术选择养生之器。

养生操属于"术"之范畴，然而在养生过程中具有重要地位，关键是它的可操作性、可说服性、可传承性、可推广性，于是一时之间谈养生，多停留在此术的层面。孙光荣也提倡养生的"术"，可以利用不同场合、闲散时间，反复多次地践行。术养的关键就是坚持，心血来潮，三天打鱼两天晒网的方法，功效不佳。只有日积月累，天长地久，方能水到渠成，自然奏效。

孙光荣创立了"孙光荣九九自振养生操"，为了方便记忆，特编写了歌诀："晨起坚持养生操，垂肩直立面朝阳；如狮睁目视蓝天，缓呼深吸胸腹张；以头书凤双臂展，左右踢腿腰转圈；站跕蹲振各三百，九九自振百骸强。"具体的操作方法如下：

1. **预备**　垂肩，直立，平开半步，面朝太阳升起的方向，全身放松；尽量睁大双眼，尽量张大口腔，舌头抵住上腭；深呼吸 9 次。

2. **以头书凤双臂展**　以头部书写"凤"字，缓慢活动颈部；双臂自由活动、舒展。

3. **左右踢腿腰转圈**　腰部左转、右转各 9 次；下蹲 9 次；左右踢腿各 9 次。

4. **站跕蹲振各三百**　自然站立，利用膝盖屈伸自然振动 300 次；跕起脚尖，利用膝盖屈伸自然振动 300 次；下蹲，利用膝盖屈伸自然振动 300 次。

5. **结束**　自由活动，舒展四肢，如有可能，步行 1000 米。

孙光荣强调，除却此晨操，只要时间允许，环境允许，下列方法可以长久坚持实施。比如：

头发：应勤于梳洗，如果没有携带梳子，可以用十指代替，时常用手指做梳头状，对头部的经脉有很好的梳理作用。选用梳子宜木质梳子为宜。在洗发的时候，多次强调要冲净洗发精，并且要先打湿头发，而后加用洗发精，盖洗发精为化学制剂，对头皮、头发有刺激作用。

牙齿：孙光荣每天坚持刷牙6次，认为牙齿一定要清洁，不能留有异物，以腐蚀牙齿；强调晨起叩齿，长此以往，自然可见功效，使得牙齿坚固。主张口腔一旦有异味，需要及时去除异味。

眼睛：主张晨起、夜间运动眼睛，每次运目300次，并且可以结合眼保健操，每日做两次。在长期使用眼睛后，可以远眺10分钟，使得眼睛得到充分休息。

鼻子：可以经常揉搓鼻子，搓至微微发热为好。鼻腔应当清洁，可以适当使用鼻腔清洗剂（主要成分为海盐水）。对于过敏性鼻炎的患者，可以进行冷热交替洗鼻，坚持有效。

面部：常练习狮子吼功，口张大，怒目，攒眉，怒吼状。时常搓面，使得脸面微微发热，稍显潮红为佳。

颈部：时常按摩颈部，以头书"鳳"。尚可以经常用热水进行淋浴冲洗，对疏通经脉有较好作用。有条件的情况下，可以时常泡温泉。

胸部：晨起扩胸9次，使得经脉得以舒展，配合深呼吸。

腰背：睡前曲背9次，配合深呼吸。背部腧穴很多，多和五脏六腑密切相关，可以时常叩背，或者设立一个桩柱，可以使用合适的力度用背部撞击。

腹部：起床收腹9次，配合深呼吸。腹部穴位较多，可使用按摩之法，最为简单操作可行的是顺时针按揉300次，逆时针按揉300次。

胃脘：强调食不过酉，晚上七点之后，不主张进食。不食腐败食物，尽量做到不饿、不胀；揉腹；饭后百步。

四肢：择时间、地点操作五禽戏，可配合简易养生操（晨起、工间、睡前），时常锻炼。尚有一个简单方法及抖法。俗语云："饭后百步走，不如抖一抖。"具体操作方法为：两脚分开同肩宽，两只手像小鸟挥舞翅膀一样开始抖。两只手同时向前抖抖、向左抖抖、向右抖抖，分别抖100次。全身抖动5分钟左右，能够起到血运通畅的作用。

二阴：要尽可能保持紧缩，保弹性、保活力。可以做提肛运动，每次40次，每日1~2次；保持合理性生活，以不疲劳、不腰酸等作为评判标准。

孙光荣尚强调一些简单的、容易操作的、益于健康的小方法，如远眺、哈气、咽唾、摩耳、转颈、握拳、踮脚等小动作。

1. 远眺　远眺有助于眼肌放松，等同于给眼睛做养生操。具体方法是：在自家阳台或登上山峰，有规律地转动眼球和平视远处的楼顶、塔尖等景物。可以在远眺时转动眼球，眼动头不动，旋转运目 10 圈。

2. **哈气咽唾** 起床后到空气新鲜的地方，将嘴巴最大限度地张开，向外哈一口气再闭合，合嘴时轻轻叩击牙齿。这个动作，可通过面部神经的反射刺激大脑，使大脑尽快清醒。张大嘴巴与闭合嘴巴，能使面部 40 多块肌肉有节奏地运动，防止中老年人面肌萎缩。具体方法是，嘴唇微合，全身放松，用舌搅动口齿，一般是围绕上下牙齿运转，先左后右，先上后下，依次轻轻搅动各 3 ~ 6 次，用力要柔和自然，然后用舌尖顶住上腭部 1 ~ 2 分钟，促使腮腺、舌下腺分泌唾液，待口中唾液满时，鼓腮含漱 3 ~ 6 次。

3. **摩耳** 耳为肾之外窍，通于脑，是全身经络汇集之处。经常摩耳，可以疏通经络，流通气血，平衡阴阳，增强听力，祛病养生。摩耳的动作包括：拎耳屏，用食指、拇指提拉耳屏，自内向外提拉；扫外耳，双手把耳朵由后向前扫，听到"嚓嚓"声。

4. **转颈** 长期的不正确姿势易导致相关组织增生、损伤并最终导致颈椎病，老年朋友可以多做转颈操。动作很简单，完成颈部前屈、后伸、左旋、右旋等动作，速度尽可能慢，幅度尽可能大，同时配合耸肩，努力让肩部靠近耳朵，然后再放下。

5. **握拳** 《诸病源候论》讲："握固两手，如婴儿握，不令气出。"意思是指握拳能保护体内正气、抵御外邪。五禽戏的"猿摘"及八段锦的"攒拳怒目"等招式中均有握拳的动作。具体做法是：把大拇指向内横在手心，其余四指包裹大拇指而紧握拳头，同时全身稍稍用力，然后放开，重复进行 50 ~ 80 次，拇指与中指接触的地方是劳宫穴，握拳时正好按压此穴，能起到清心火、安心神的作用。

6. **踮脚** 老年朋友长时间久坐后，最好做一次踮脚运动，使下肢血液回流顺畅，不仅可避免下肢酸胀和麻木，也可以消除突然站立而发生眼前发黑、头脑发晕的现象。方法是两脚并拢，双脚跟提起，动作稍停，双脚跟下落，轻震地面，一起一落为一遍，注意保持平衡，反复做 7 遍。

另外，孙光荣对传统健身操，如太极拳、易筋经、五禽戏、六字诀、八段锦也比较重视，有条件可以择喜欢者时常操练。

1. **太极拳** 讲求心静体松，练习时排除一切杂念，使得全身松懈下来，有意识地使得关节、内脏达到最大的放松。太极拳讲求圆活连贯，势势

国医大师
孙光荣
论中医养生

相连，招招贯穿，浑然一体；讲求虚实分明，运动如抽丝，迈步似猫行；讲求呼吸自然，匀细柔缓，徐徐吞吐。终年勤于练习，能够释放压力，锻炼筋骨，有益身心。

2. 易筋经　为我国古代流传下来的健身养生方法，源自我国古代导引术。明代周履靖在《赤凤髓·饮食调护诀》载有："一年易气，二年易血，三年易脉，四年易肉，五年易髓，六年易筋，七年易骨，八年易发，九年易形。"功法动作舒展、伸筋拔骨，柔和匀称、协调美观，常年习练具有健身、防病、延年、益寿的作用。

3. 五禽戏　为华佗所创，通过模仿虎、鹿、熊、猿、鸟五种动物的动作和神态达到养生的效果。它的养生之效体现在健形、调气和养神三个方面：模仿五禽动作，外部肢体连接内部脏腑，五戏动作对应五脏，连接全身经络、疏通气血、调整脏腑功能，补虚强身；呼吸吐纳配合肢体动作，与自然之阴阳相互调节，达到平衡；融入五禽意境，心情放松，精神集中，与自然融为一体，得以情畅神旺。

（1）虎戏：自然站式，俯身，两手按地，用力使身躯前耸并配合吸气，当前耸至极后稍停；然后，身躯后缩并呼气；如此3次。继而两手先左后右向前挪移，同时两脚向后退移，以极力拉伸腰身；按着抬头面朝天，再低头向前平视；最后，如虎行走般以四肢前爬7步，后退7步。如果你有腰背疼痛的症状，练虎戏能增强夹脊穴和督脉的功能，能缓解颈肩背痛、坐骨神经痛、腰痛等症状。

（2）鹿戏：接虎戏，四肢着地，吸气，头颈向左转，双目向左侧后视，当左转至极后稍停；呼气，头颈回转，当转至面朝地时再吸气，并继续向右转，一如前法。如此左转3次，右转2次，最后回复如起势。然后，抬左腿向后挺伸，稍停后放下左腿，抬右腿如法挺伸。如此左腿后伸3次，右腿2次。鹿戏主要是针对肾脏保健设计的，它的各个动作都是围绕腰部来做运动，在练习的过程中，自然而然地使我们腰部的脂肪大量消耗，并重新分配，有益于缩减腰围，保持苗条身材，是一个不错的缩减腰围的好方法。

（3）熊戏：仰卧式，两腿屈膝拱起，两脚离床席，两手抱膝下，头颈用力向上，使肩背离开床席；略停，先以左肩侧滚落床面，当左肩一触及床席立即头颈用力向上，肩离床席；略停后再以右肩侧滚落，复起。如此左右交替各7次。然后起身，两脚着床成蹲式，两手分按同侧脚旁；接着如熊行走般，抬左脚和右手掌离床；当左脚和右手掌回落后，即抬起右脚和左手掌。如此左右交替，身躯亦随之左右摆动，片刻而止。习练熊戏有健脾胃、助消化、消食滞、活关节等功效。

（4）猿戏：择一牢固横杆（如单杠、门框、树杈等），略高于自身，站立手指可触及高度，如猿攀物般以双手抓握横杆，使两肢悬空，做引体向上7次。接着先以左脚背勾住横杆，放下两手，头身随之向下倒悬；略停后换右脚如法勾竿倒悬。如此左右交替各7次。猿戏中的猿提动作遵循"提吸落呼"的呼吸方式，身体上提时吸气，放松回落时呼气。上提时吸气缩胸，全身团紧；下落时放松呼气，舒展胸廓，这组动作有助于增强心肺功能，缓解气短、气喘等症状。

（5）鸟戏：自然站式。吸气时跷起左腿，两臂侧平举，扬起眉毛，鼓足气力，如鸟展翅欲飞状；呼气时，左腿回落地面，两臂回落腿侧。接着，跷右腿如法操作。如此左右交替各7次。然后坐下。屈右腿，两手抱膝下，拉腿膝近胸；稍停后两手换抱左膝下如法操作。如此左右交替亦7次。最后，两臂如鸟理翅般伸缩各7次。鸟戏动作轻翔舒展，可调达气血、疏通经络、祛风散寒、活动筋骨关节，能增强机体免疫力。

4. 六字诀 最早载《养性延命录·服气疗病》："凡行气，以鼻内气，以口吐气，微而引之，名曰长息。内气有一，吐气有六。内气一者，谓吸也。吐气者六，谓吹、呼、唏、呵、嘘、呬，皆出气也。凡人之息，一呼一吸，元有此数。欲为长息吐气之法，时寒可吹，时温可呼。委曲治病，吹以去风，呼以去热，唏以去烦，呵以下气，嘘以散滞，呬以解极。凡人极者，则多嘘呬。道家行气，率不欲嘘呬，嘘呬者，长息之心也。"

其中，吹为急吹气，呼为慢呼气，唏为叹气，呵为哈气，嘘为缓吹气，呬为急呼气。吹气可去热，呼气可去风，叹气可去烦，哈气可顺气，缓缓吹气可解郁，快吐气可解疲。但是现今流行的练习方法大多是拖长音去读这6个字。其实这是一个误区。即使去读这6个字来健身，也不能按现代读音去做。6个字的上古音其声母皆为喉音，大致相当于今天的声母[h]。即气流先从咽喉深处送出，只可能发hā、hēi、hū、hē等音，而且练功时，要求气流均匀送出，声带不震动地吐气。所以《养性延命录·服气疗病》的这段文字，只是教大家如何去用不同的吐气法去练呼吸功，强调微慢呼吸的保健意义，不可误认为简单地读这6个字就能健身。

5. **八段锦** 最早载于南宋洪迈所著《夷坚志》，到清末动作基本固化为八套程式，即两手托天理三焦，左右开弓似射雕；调理脾胃须单举，五劳七伤往后瞧；摇头摆尾去心火，背后七癫百病消；攒拳怒目增气力，两手攀足固肾腰。功法柔和缓慢，圆活连贯；松紧结合，动静相兼；神与形合，气寓其中，常年习练有强身健体、延年益寿之功。

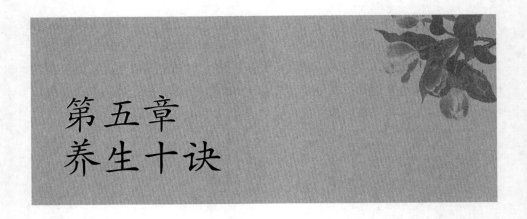

第五章
养生十诀

第一节　万法归宗合则安

歌诀

中医养生大道扬　阴阳平衡是总纲
顺应四时避邪毒　未病先防第一庄
内外环境需中和　气血充盈且调畅
食养药养与术养　万法归宗合则安

解读

一、中医养生大道扬，阴阳平衡是总纲

　　养生，是中华民族自古以来比较重视的一件事情。而随着人们生活水平不断提高，出于对自身健康的高度关注，出现了回归自然、偏向自然疗法的群体趋势，中医养生可谓渐成热点。那么究竟何谓养生呢？

　　所谓养生，即"保养摄生"，也就是根据生命的发展规律，通过保养、调养、补养等手段来达到保养生命、健康精神、增进智慧、延长寿命的目的。至于孙光荣言"中医养生之道"为"大道"，那就是大有来头了。

　　第一，"大道至简"。从古至今，养生之法莫不离"阴阳平衡"四字。若谈及养生之法，"阴阳平衡"的观念是必须有的，否则，就违背了养生之大道。一旦养生的大方向不对了，即使谈养生谈得天花乱坠，也是无济于事。

　　第二，"大道至难"。前面谈到"大道至简"，为何又说"大道至难"呢？

国医大师
孙光荣
论中医养生

138

两者岂不矛盾？其实不然，二者是对立统一的。正如我们常说的"麻雀虽小，五脏俱全"一样，我们看到的是一只小麻雀，但是我们看不到麻雀体内的结构。我们看到事物之表象往往简单，但若细细观察，则会有许多新的发现和领悟。养生之道也是一样，虽说基本原理就"阴阳平衡"四字这么简单，但是，要去养生，还得以多种方法来实现"阴阳平衡"，所以说，"养生大道"也是很难的。

虽说养生之道可谓万象纷纭，但其可一理以贯之，其理曰"阴阳平衡"。因此，只要不脱离"阴阳平衡"的总纲，就可以说是正确的养生。

二、顺应四时避邪毒，未病先防第一庄

"未病先防第一庄"有两层含义：其一未病先防是养生之第一庄，其二顺应四时是未病先防之第一步。"治未病"包含四个层次，即未病先防、欲病防萌、既病防变、愈后防复。其中未病先防是"治未病"的第一个层次，也就是养生要做的第一件事。同时，未病先防的重点在于法于自然之道，调理精神情志，保持阴平阳秘这三个方面。故而法于自然之道乃是未病先防之第一桩大事也。

《灵枢·本神》云："故智者之养生也，必顺四时而适寒暑……如是则僻邪不至，长生久视。"视，指存活；长生久视，即延长生命，不易衰老之义。何以延长生命？则皆须"僻邪不至"。邪，指不正之气。僻邪不至，是说病邪不能侵袭，而病邪不能侵袭的关键又在于"顺四时而适寒暑"，这是中医养生学里的一条极其重要的原则，也可以说是长寿的法宝。那么究竟如何顺四时以避邪毒？明代大医学家张景岳曾说："春应肝而养生，夏应心而养长，长夏应脾而养化，秋应肺而养收，冬应肾而养藏。"即人体五脏的生理活动，当符合春生、夏长、秋收、冬藏之规律，才能与外界环境保持协调平衡。

具体如何做，《素问·四气调神大论》给出了方法："春三月，此谓发陈。天地俱生，万物以荣，夜卧早起，广步于庭，被发缓形，以使志生，生而勿杀，予而勿夺，赏而勿罚。此春气之应，养生之道也。夏三月，此谓蕃秀。天地气交，万物华实，夜卧早起，无厌于日，使志无怒，使华英成秀，使气得泄，若所爱在外。此夏气之应，养长之道也。秋三月，此谓容平。天气以急，地气以明，早卧早起，与鸡俱兴，使志安宁，以缓秋刑，收敛神

气，使秋气平，无外其志，使肺气清。此秋气之应，养收之道也。冬三月，此谓闭藏。水冰地坼，无扰乎阳，早卧晚起，必待日光，使志若伏若匿，若有私意，若已有得，去寒就温，无泄皮肤，使气亟夺，此冬气之应，养藏之道也。"

三、内外环境需中和，气血充盈且调畅

孙光荣通过体悟经典与切身实践，指出养生即养和，一切行为方式应该遵循中和，要规避不中和之物，要远离不中和之事，要修中和之心，并提倡养生保健顺中和的养生理念。何谓"和"？咱中国人有一个特点，那就是"以和为贵"。所谓"和"，即"中和"，也就是外部环境与体内环境的不偏不倚状态。其阴阳之平衡，气血之充盈与气机之调畅，莫不围绕着"中和"二字。若人的身体出现了少许偏性，往往属于一种"将病"的状态（即现在常说的"亚健康"状态），若不及时纠偏任其发展，长此以往，人将会生病。故人们需要保持一个"内外中和"之态。

《素问·调经论》云："人之所有者，血与气耳。"人体无论生理、病理，不论在脏腑、经络抑或在皮肉筋骨，皆离不开气血二字。故而要保持"内外中和"的状态，离不开气血充盈且通畅。若气不足，则身体往往会乏力，不想做事，看起来没精神，有时甚至连话也不想说等。若血不足，则人的面色可能会变得苍白，有时可能手脚会不由自主地震颤等。若气血不通，则气血不通之处往往会胀或者痛等症状。若是气血充足，运行通畅，这些问题一样也不会有。就如一条通畅的河流一样，河水的量不多不少，川流不息，没有狂风暴雨，没有连绵阴雨，很难使之涨洪水，没有常年烈日曝晒，很难使之干涸，即使有少量日子有大雨，大太阳，对河流的影响也不会太大，这就是"调畅"之态。因此，人们想要做好养生，就得保证气血充足且处于调畅状态。

四、食养药养与术养，万法归宗合则安

养生的方法千千万万，归结起来则是通过食物调养的食养、药物调摄为主的药养、养生保健技术为主的术养，亦可加上调畅精神的心养。而养生方案的选择则要根据个人的体质、性格、年龄以及所在的地域风俗习惯、工作和生活环境等因素，制订个性化的养生保健方案。既然养生方法千差万别，

养生方案的制订需要个性化，那么养生究竟有没有一个固定的准则或标准呢？

有。养生万法归结起来还是三个字"合则安"。中医养生讲求合则安，身心舒畅、天地人和。孙光荣认为，食养、药补等在养生之术中仅是辅助手段而已。当下，人们追求养生，普遍注重吃什么、做什么运动、学习什么功法等等，人云亦云，盲目跟从。孙光荣提出，在运用一种养生方法后，可以进行自身的体验：感觉到头不晕、咽不痛、心不慌、胸不闷、腹不胀、力不乏、尿不黄、便不结、月经不乱、性功能不弱，工作精力充沛等就是合适于自己，否则就不"合适"，此乃形与神俱。一言以蔽之，无论吃什么、练何功，都应因人制宜，都要适合自身的心理、生理需求，才能达到内与外的和合状态，才是合适于自己的养生方法。

第二节　易知难行贵修养

歌诀　养生重点心食性　易知难行贵修养
　　　　暴饮暴食必伤身　纵欲无度必遭殃
　　　　适口饭菜七分饱　细嚼慢咽且喝汤
　　　　人到中年慎交合　酒怒惊扰莫同房

解读

一、养生重点心食性，易知难行贵修养

孙光荣认为，中医养生的目的就是要追求"康乐美寿"，即健康、快乐、美丽、长寿。为此我们要注重三大重点——心、食、性。

"心"是养生之重点和关键。在中医学中，心不仅仅能主血脉，还可主神明、藏神。故而作为养生重点之一的养心，除了要保养心脏本身之外，更重要的是要进行精神调摄。精神要"恬惔虚无"，即思想要保持上进，无欲无求，这样才能使精神内守而不耗散，疾病也就无从入侵了。中医认为，人的情志是由五脏之气化生的，如果情志失常就会损伤脏腑的气血而影响人的健康。如《素问·举痛论》中记载道"余知百病生于气也，怒则气上，喜则气缓，悲则气消，恐则气下……思则气结"；《素问·阴阳应象大论》中亦有

"怒伤肝""喜伤心""思伤脾""忧伤肺""恐伤肾"等相关记载。所谓"体强谓之健，心宁谓之康"，所以只有身心俱健才是真正的健康，也才能达到长寿的状态。

食即"饮食有节"。民以食为天，元代邹铉在《寿亲养老新书》中提到"人若能知其食性，调而用之，则倍胜于药也"。健康的饮食是保持身体健康的重要条件。脾胃为后天之本，气血生化之源。所谓"百病皆由脾胃衰而生"，如果饮食不知节制就会损伤脾胃，从而导致病邪侵袭。《素问·五脏生成》曰："是故多食咸，则脉凝泣而变色；多食苦，则皮槁而毛拔；多食辛，则筋急而爪枯；多食酸，则肉胝胎而唇揭；多食甘，则骨痛而发落。此五味之所伤也。故心欲苦，肺欲辛，肝欲酸，脾欲甘，肾欲咸，此五味之所合也。"说明饮食有节不单单指量的问题，也指要膳食均衡，用餐时间要规律等。

性指适度健康的性生活亦有益于健康，有助长寿。晋代葛洪在《抱朴子·内篇》中提到"人不可阴阳不交，坐致疾患"。而马王堆汉墓医术《合阴阳》中写道正常的房事生活"能发闭通塞"，即能通畅一身的气血，气血调畅则不易生病，故适度的性生活对人的养生延年亦有保健的作用。但如果纵欲过度，则有害健康。《素问·上古天真论》云："以酒为浆，以妄为常，醉以入房，以欲竭其精，以耗散其真，不知持满，不时御神，务快其心，逆于生乐，起居无节，故半百而衰也。"因此，孙光荣提倡的养性指的即是要保持健康的阴阳交合且知持满。

孙光荣指出养生的特点是"知易行难"，故而必须要通过加强我们自身修养来贯彻落实养生的理念方法。汉代董仲舒曰："仁者之所以多寿，外无贪而内清静，心平和而不失中正，取天地之美以养其身，是其且多且治。"所以重视加强自身的道德修养，其实便是调养我们的精神情志，调节我们的正常欲望如饮食、房事，使其思而有节不致放纵无度，从而做到"志闲而少欲，心安而不惧……美其食，任其服，乐其俗……嗜欲不能劳其目，淫邪不能惑其心"，最后达到"年度百岁而动作不衰者，以其德全不危故也"的境界。

二、暴饮暴食必伤身，纵欲无度必遭殃

饮食有节、阴阳交合知持满皆是养生的重要法门，是适度、中和的表

现。如果暴饮暴食、纵欲无度则必然招致身心的损伤，疾病的侵袭。

《三元参赞延寿录》中指出："饮食……若过多，觉彭亨短气，便成疾。"《养性延命录》写道："饮食不可废一日，为益亦多，为患亦切。多则切伤，少则增益""所食愈多，心愈塞，年愈损焉"。可见暴饮暴食对身体的损害之大，不仅会令我们生病亦会折损我们的寿命。而节欲方能保命，纵欲必遭殃及。《素问·痿论》曰："入房太甚，宗筋弛纵，发为筋痿，及为白淫。"《抱朴子·内篇》曰："若纵情恣欲，不能节宣，则伐人命。"孙思邈曰："恣其情欲，则命同朝露也。"可见纵欲无度不但对人养生无益甚至对人体有很大的损害，折损人的健康和寿命。《养性延命录》云："风邪者，皆由恣意极情不知自惜，故虚损生也……今若不能服药，但知爱精节情，亦得一两百年寿也。"也说明了纵欲对人体的巨大危害，所以房事要慎而节之，切不可放纵无度，不然必将未老而先衰，髓空而骨软，百病缠身。

三、适口饭菜七分饱，细嚼慢咽且喝汤

《备急千金要方·养性》曰："言语既慎，仍节饮食。是以善养性者，先饥而食，先渴而饮；食欲数而少，不欲顿而多，则难消也。常欲令如饱中饥，饥中饱耳。"《抱朴子》曰："不欲极饥而食，食不过饱；不欲极渴而饮，饮不过多。"以上都为我们强调了不能吃得太饱，要"饱中饥"，即是我们所说的七分饱。但我们吃得过饱时即是暴饮暴食，会损伤我们的脾胃。而现代研究表明，长期保持轻微饱有利于激发体内的生理潜能，能唤醒细胞抵抗衰老。所以适口饭菜七分饱，养生保健延年寿。

细嚼慢咽指要控制和减缓进食的速度。《备急千金要方·养性》中指出："故每学淡食，食当熟嚼，使米脂入腹，勿使酒脂入肠。"《遵生八笺》中亦说："食不厌熟咀，饮不厌细呷。"都为我们指明吃饭时要细嚼慢咽，这样有利于我们的健康，有利于肠胃对食物的吸收，特别是对肠胃原本就不好的人，也可以减轻对肠胃的负担，能有效保护我们的肠胃。从现代的医学角度讲，食物在口腔中充分咀嚼有利于淀粉酶的生成，有利于食物在肠胃的消化和吸收，食物中的纤维素、矿物质和氨基酸也会更充分地吸收，防止食物中的营养因为未被消化吸收而大量流失。

常言道："饭前先喝汤，胜过良药方。"如果饭前能再喝点汤，那么对我们的肠胃功能是更加有益的。饭前喝汤犹如给我们的消化道加了"润滑

剂"，有利于食物顺利下咽而减少对食管等的刺激，也有利于食物的稀释和搅拌从而有助于食物的消化和吸收。

四、人到中年慎交合，酒怒惊扰莫同房

《养性延命录》中指出："道以精为宝，施之则生人，留之则生身"，"凡精少则病，精尽则死。不可不忍，不可不慎"。《素问·上古天真论》中写道女子"七七，任脉虚，太冲脉衰少，天癸竭"；而男子"五八，肾气衰……八八，天癸竭，精少，肾脏衰，则齿发去，形体皆极"。人到中年肾精便逐渐亏少不足，所以更应节制房事，如果仍像青年那样贪恋房事，则可能出现如《三元参赞延寿录》中所言"弃损不觉多，衰老而命坠"。所以人到中年行房更应慎之又慎！

此外，酒怒惊扰莫同房，同房则易生疾患。《三元参赞延寿录》明确指出："大醉入房，气竭肝伤。丈夫则精液衰少，阴痿不起；女子则月事衰微，恶血淹留，生恶疮。"《养性延命录》言："醉饱交接，小者令人面皯咳嗽，不幸伤绝藏脉损命。"可见酒后同房对人体精血损害是巨大的。同时，有忿怒和惊恐等情志不畅时亦不可同房。《三元参赞延寿录》曰："忿怒中尽力房事，精虚气节，发为痈疽；惊恐中入房，阴阳偏虚，发厥，自汗盗汗，积而成劳。"所以行房事时要在和谐愉快的氛围中进行，切忌在不安忿怒惊恐中行房，危害无穷。

第三节　养生第一要养心

歌诀　养生第一要养心　心态平和万事安
　　　　世间名位与财色　合法合理合情享
　　　　过度贪求必招损　获取一分十赔偿
　　　　淡然面对浮与沉　量力而行身心安

解读

一、养生第一要养心，心态平和万事安

中医养生注重天人合一，形神俱备。嵇康《养生论》曰："形恃神以立，

神须形以存。"养神是本，养形是标，而养神的关键在于养心。中医学指的心不仅仅具有输送血液的功能，还包括了思维、意志、智慧等功能，认为"心主神明"且"心藏神"，可以主宰五脏六腑，是一身之"大主"。《灵枢·本神》云："所以任物者谓之心。"此言之意，乃心管理身体内多种事物，使身体保持正常运行状态。《素问·灵兰秘典论》说："心者，君主之官，神明出焉"；"主明则下安，以此养生则寿，殁世不殆，以为天下则大昌。主不明则十二官危，使道闭塞而不通，形乃大伤，以此养生则殃，以为天下者，其宗大危，戒之戒之！"意即心藏神，且为君主之官，五脏六腑之大主也，若主不明则十二官危矣。如某国家一明君，在位时可能国泰民安，若其驾崩或后代出现昏君，则可能出现国将不国之危局。心之于人，如君之于国，须护之，不可使其受任何危害。因此，养生之第一要义即养心。任何时候，以任何方式养生，都必须注重养心，养心才是养生的根本。

孙光荣认为，人活着应该有所追求，在追求中体认自身价值，能为社会、为别人尽点心、尽点力、做点事，心态自会安定平和。而养心的重要原则正是心态平和，心态平和则很多不必要的扰心之事是可以避免的。避免了麻烦，自身的心理就不会受到太多外界干扰，外界干扰一旦减少，自身的心态即可平和。只要情志不过极，心理便处于较中和之状态，心理达到中和之态，则万事可安也。

二、世间名位与财色，合法合理合情享

子曰："富与贵是人之所欲也，不以其道得之，不处也。"这句话体现了"君子爱财，取之有道"之精髓。事实上，不仅钱财，名气、地位、美色亦如此，当取之有道。若无道而取之，往往因自身之"无道"而产生忧虑之类的不正常情绪，这些不正常情绪易影响脏腑功能。因此，这种不正常情绪的存在，久而久之将使身体状况往坏的方向发展，从而影响身体健康。

孙光荣常言人活着要有所追求，所以做事要"高调"，但对于世间名位与财色，要淡然处之，做到合法合情合理地享受世间之名位与财色，才能令人心安。人心一安，则内易"和"，内"和"则不易病。

三、过度贪求必招损，获取一分十赔偿

《周易》之第一卦为乾卦，其九五之爻的爻辞乃"飞龙在天，利见大

人"，为吉祥之意。而乾卦上九爻之爻辞乃"亢龙有悔"。"亢"乃极高而干燥之意，此言之大意为："龙飞到了一个高而干燥的极点处，进退两难，因而后悔。"为何在好状态上更上一层楼反而不好呢？因为任何事物发展到极限时，都会产生变化，往往一件好事因做得太过，可能变成坏事。

孙光荣深蕴"养得胸中无一物，其大浩然无涯。有欲则邪得而入，无欲则邪无自而入。且无欲则所行自简，又觉胸中宽平快乐，静中有无限妙理"的道理，日常总能坐看云起时，做到知足常乐。他认为，人有少许的欲望，是好事，因为少量欲望能使人奋进，从而促进自身发展。但欲望过强，贪求过度，其结果必如乾卦上九之爻的爻辞所云——"亢龙有悔"。许多人往往因自身贪欲过度，使得本来光明的前途毁于一旦。过度贪求前期虽可获小利，但待到贪求欲过度而无法收手之时，一旦被擒住，日后的所有机会可能都会随贪欲付之一炬，其代价之大，较之获利，远胜十数倍。

所以，不能过度贪求某事物，否则将付出惨痛代价。

四、淡然面对浮与沉，量力而行身心安

《素问·上古天真论》云："恬惔虚无，真气从之，精神内守，病安从来？"又云："志闲而少欲，心安而不惧，形劳而不倦，气从以顺，各从其欲，皆得所愿。"此文之意，无非告知世人，处世当淡然，做事当量力，唯有如此，方可健康长寿。

孙光荣以岳麓书院楹联"是非审之于己，毁誉听之于人，得失安之于数"自勉，笑看人生沉与浮。表明了人生浮沉乃常事，不应将其扩大化，使其成为心理负担。若因沉浮之事影响自身情志，则情志不调，情志失调则脏腑功能不和，脏腑功能不和则人病。因此，心中不淡然面对人生沉浮也是违背养生原则的。毛泽东曾言："身体是革命的本钱。"有了好身体，才能摆脱现在"沉"的局面，而不断奋进。

人生需要不断奋进，但是也当量力而行。药王孙思邈的养生思想中，有"常欲小劳，但莫大疲"之论。若违背此理，则人易患病。机器有负荷，若时常处理自身难以承受之事，则易抛锚。人也有负荷，若时常处理超过自身承受范围之事，则易生病。故，做事当量力而行，以合为安。

第四节　睡好原比药食强

歌诀
　　睡好原比药食强　厚垫薄盖少衣装
　　枕头高度莫过肩　向右曲卧最安然
　　睡前热水泡双足　子午必须睡得香
　　醒来喝杯白开水　掀被缓起慢下床

解读

一、睡好原比药食强，厚垫薄盖少衣装

　　《马王堆房中书·十问·文挚与齐威王论补养之道》云："臣为道三百编，而卧最为首。"意思是说："我编写了有关养生之道的论说300篇，而把睡眠放在头等重要的地位。"由此可见古人将睡眠放在养生中的魁首。此文后又有："夫卧，非徒生民之事也。举凫雁、鹄、鹬相、蚯蟺、鱼鳖、蜒动之徒，胥食而生者也；食者，胥卧而成者也。夫卧，使食靡消，散药以流刑者也。譬卧于食，如火于金。故一夕不卧，百日不复。食不化，必如纯鞠，是生甘心密墨，危伤痹蹶，故道者敬卧。"这句话告诉我们睡眠对人和动物一样重要。靠吃生存，而靠睡眠才能成长。睡眠可帮助消化食物和使药物作用分布于全身。反之，不睡则饮食无法消化，易忧思患病。一晚不睡，一百天也恢复不过来。所以懂得养生之道的人都很重视睡眠。也因此睡眠是药食作用于人体的基础，睡得香自然强过仅靠药食。

　　盖被子亦是一门养生学问，尤其在寒冷的冬天，都崇尚厚衣厚褥，然而彭祖有云："厚衣厚褥，体不劳苦，以致风寒之疾"（《养性延命录·教戒篇》）。意思是说，穿厚厚的衣服，垫厚厚的被褥，身体不劳作辛苦，由此导致风寒之证。对于老年人来说，睡眠离不开厚褥，正如《老老恒言·被》曰："稳卧必得厚褥，老人骨瘦体弱，尤需厚褥，必宜多备，渐冷渐加。"

　　到底如何选择被褥呢？首先，我们要从人体阳气变化开始了解被褥的作用。人体的阳气随睡眠而有浮沉出入的变化，白天阳气浮出体外以卫护肌表，夜晚人体阳气沉入于里以温煦内脏，晚上入卧之时，阳归于里而卫外功能减弱，易被风寒之邪所侵，所以睡觉必须保暖御寒，因此被褥的基础作用就在于保暖，即所谓的"使暖气不散"。再者，被宜轻柔，历代养生家多强

调被絮要轻柔贴身。"较以丝绵装者,究之轻柔勿及"(《老老恒言·被》),指的就是应以丝绵为被,轻柔,既贴身防寒又减轻了对身体的压力,有助于机体的气血流畅,可以促进睡眠。最后,被絮宜宽大。《老老恒言·被》中亦云:"被取暖气而不漏,故必阔大,使两边对折。"被絮宽大可使两边对折,则身体转动方便,舒适保暖,有益于睡眠。

着衣,为保暖。诚如《老老恒言·衣》言:"皮衣毛表于外,当风则毛先受之,寒气不透里也。"保暖也不是要求过分以厚衣包裹,"如密室静坐无取此,且多着徒增其重",意思是在密闭空间无需多衣,多了反而使身体沉重。选择衣装,应按气候节气穿"时装",适合我们的身体,不拘泥于形制。但有一原则需遵守,就是保护胸背不受寒气侵袭,夏虽极热时,必着葛布短半臂,以护其胸背。冬夜入寝,毋脱小袄,恐易着冷。

二、枕头高度莫过肩,向右曲卧最安然

古人常说:"高枕无忧。"此高枕并非指枕头很高,而是说人要无忧无虑。事实上,枕头过高或过低都会影响睡眠。我国古代医书里早就指出:"高下尺寸,令侧卧恰与肩平,即仰卧亦觉安舒。"即枕头的高度应以仰卧时头与躯干保持水平为宜。当我们的头部枕在枕头上,枕头受压后的高度,仰卧以 5cm 为佳,侧卧则与人的肩膀宽度相近,在 12 ~ 15cm 左右。当然,孙光荣一贯坚持和则安,切不可千人一药、万人一方,枕头的具体高度还当因人而异。此外,枕头也要软硬适中,枕芯可选用香草、野菊花或晒干的茶叶。这样的枕头软硬适中,并且它的清香又兼助眠之效。在夏天不宜使用散热不好的泡沫塑料等材质的枕芯。对高血压患者来讲,如果以菊花、晚蚕砂或决明子充枕,有清肝明目和医治头痛的功效。

宋代蔡季通在《睡诀》中这样写道:"睡侧而屈。"这就是说,睡时应取右侧卧位,上下肢半屈曲。从西医学的角度来说,既不压迫心脏,又有利于肝脏的血液循行及有利于胃肠蠕动,有助于消化。右侧睡时稍蜷起四肢,放松肌肉,对消除疲劳、促进入睡都十分有利。

三、睡前热水泡双足,子午必须睡得香

睡前泡脚有助睡眠是老祖宗传下来的说法。宋代大文豪苏东坡云:"主人劝我洗足眠,倒床不复闻钟鼓。"就阐明了睡前足浴有利于养生的道理。

国医大师 孙光荣论中医养生

在古代，泡脚名为"烧汤"，也就是烧洗足水。睡前用温水泡脚，可以促进心肾相交。心肾相交意味着水火相济，肾阳上温心阳，使命火更胜，肾水上济心阴，既使命火"燃料"充沛，又可抑制心火不致于亢盛。同理，心阳下交肾阳，使命门之火不绝；心阴下滋肾水，使肾水足而肾火不亢。如此阴阳平和，促进阴阳动态平衡，睡眠当然达到最佳境界。

除了睡前泡脚，什么时候睡也是一大学问。古人提倡睡眠养生方法之一——坚持睡子午觉。子午觉，分为"子觉"和"午觉"。简单来说，就是要求在每天的子时、午时两次按时入睡，其主要原则是"子时大睡，午时小憩"。

依据《黄帝内经》的睡眠理论，夜半子时为阴阳大会、水火交泰之际，称为"合阴"，是一天中阴气最盛、阳气衰弱之时，阴主静，所以夜晚应该在子时以前（21点至23点）上床，在子时（23点到凌晨1点）进入最佳睡眠状态，此时最能养阴，睡眠质量也最高，往往可以起到事半功倍的效果。若子时过后仍不睡觉，就容易损阴耗津。所以，避免阴虚火旺型失眠的最有效方法，是规律的生活起居，养成定时入睡与定时起床的习惯。

午时（11点至13点）是阴阳交接之时，称为"合阳"，是一天中阳气最盛，阴气衰弱之时，"阴气尽则寐"，此时养阳最好，所以午时也应睡觉。不过，阳气盛时通常工作效率最高，所以午觉以"小憩"为主，最好在饭后半小时再休息，睡眠时间只要半小时即可。午间不管多么忙，都应休息一会儿，即使只是打个盹儿也好，有助于提高大脑效率，增强注意力，还可以帮助消除疲劳，提高午后的工作效率，但时间不宜太长，否则会扰乱人体生物钟，影响晚上睡眠。午睡后用冷水洗个脸，唤醒身体。

四、醒来喝杯白开水，掀被缓起慢下床

十二经络各行其时，其中大肠经卯时（5点至7点），此时大肠经最旺，"肺与大肠相表里"，肺将充足的新鲜血液布满全身，紧接着促进大肠经步入兴奋状况，完成对食品中水分与营养的吸收，排出渣滓。这时起床，大肠蠕动旺盛，适合排泻。而晨起喝一杯白开水，不仅有助于补充在睡眠中通过呼吸、皮肤和便溺失去的水分，而且可以带走肠胃中的垃圾，来一次"清洗"，大部分水分在肠道被吸收入血，促进血液循环，"新水"可促进全身的吐故纳新，洗涤机体，清除污染，保证细胞的新陈代谢。早晨起床喝水，以

喝 250ml 为宜，最好喝温开水，如果是凉开水，兑上一点热开水即可。

《老老恒言·晨兴》言："先以卧功，次第行数遍，反侧至再，俟日色到窗，方可徐徐而起；乍起慎勿即出户外，即开窗牖。"意思是早晨要在日出后徐起和乍起不出户。日出时阳气渐起，人体内营阴转化成卫阳外出，徐徐起床可以给营阴转化的时间，使人体阴阳调和，不致营阴突然外泄导致瞬时卫阳不足以大汗出等等。早起时身体功能慢慢恢复运转，众所周知，晨起有血压高峰，若此时骤然动作，极易导致心血管意外的发生。故晨起可先在床上稍作休整，再缓缓起床，动作以轻柔为佳。

第五节　九九自振百骸强

歌诀　晨起坚持养生操　捶肩直立面朝阳
　　　　如狮睁目视蓝天　缓呼深吸胸腹胀
　　　　以头书凤双臂展　左右踢腿腰转圈
　　　　站踮蹲振各三百　九九自振百骸强

解读

一、晨起坚持养生操

从中医来看，阳气为生命之本，运动可升阳，阳气升发则生命力自然旺盛。而清晨正是自然界和体内阳气生发之时，若此时能辅以运动，则壮阳之功自备。同时根据十二经子午流注的规律，卯时（5点至7点）大肠经最旺，有利于排泄；所以，此时不应该懒床，要起床活动活动，以便于排出体内的废物，以免毒素回流引起疾病。故而孙光荣提出晨起要坚持运动养生。但要特别注意的是，晨起运动的时间切不可一成不变，要以太阳升起来，也就是自然界阳气生发之时为参照。此外，晨起锻炼要做到动静结合，要早睡以保证充足的睡眠，切忌三天打鱼两天晒网，持之以恒方能显真功。

二、捶肩直立面朝阳，如狮睁目视蓝天，缓呼深吸胸腹胀

孙光荣沉潜于养生领域几十载，通过体悟经典与切身实践，总结出了一套唯其独有的养生风格和养生理论。而孙光荣本人每日晨起都花 15 分钟练

习自创"九九自振"养生操，正是他年近 80 岁仍保持面容年轻、中气充足、动作灵活的秘诀之一。而此操动静结合、相辅相成。

第一部分为静操部分。可以总结为"捶肩直立面朝阳，如狮睁目视蓝天，缓呼深吸胸腹胀。"具体做法是垂肩，直立，平开半步，面朝太阳升起的方向，全身放松。这正是体现了晨操需要做到意守、神静，因为意守可使精神宁静，神静可以培育真气。再者，要尽量睁大双眼、张大口腔，舌尖抵住上腭。深呼吸 9 次。这属于运动调息的具体方法，调息可以行气，通调经脉。捶肩直立面朝阳，从而使全身放松，主动深呼吸，能宣畅肺气。且肺主降浊，肺气宣畅则浊毒易于排出体外。由此说，深呼吸不仅能有助于缓解紧张、焦虑等情绪，更有助于排出因抑郁、忧愁、生气、怨恨、烦恼等不良情绪所导致的痰浊、水饮、瘀血等的留滞。

三、以头书凤双臂展，左右踢腿腰转圈，站踮蹲振各三百

第二部分为动操部分。可以总结为"以头书凤双臂展，左右踢腿腰转圈，站踮蹲振各三百"。具体做法则可分而述之。

以头书凤双臂展：以头部书写繁体"凤"字，缓慢活动颈部。双臂自由活动、舒展。当代还有关于"以头书凤"的研究。如唐东听等著的《"以头书凤"辅助治疗颈椎病》，证明"以头书凤"颈部练功辅助手法治疗能减轻颈椎病的临床症状，改善 X 线变化及 TCD 情况，并可有效减少和预防颈椎病的复发，是值得推广的医疗练功方法。有了现代研究的支持，证明"以头书凤"确实是一个简单可行而有确切疗效的预防和治疗颈椎病的方法。

左右踢腿腰转圈：腰部左转、右转各 9 次，下蹲 9 次，左右踢腿各 9 次。

站踮蹲振各三百：自然站立，利用膝盖屈伸自然振动 300 次。踮起脚尖，利用膝盖屈伸自然振动 300 次。下蹲，利用膝盖屈伸自然振动 300 次。

结束：自由活动，舒展四肢，如有可能，步行 1000 米。

动操是在静操守意、神静的基础上加上运动来协调配合，以达到动形而强筋骨、利关节之效。

中医讲脾主四肢、肌肉；肝主筋；肾藏相火；心主神；肺主气，司呼吸。动静结合的这套养生操不仅能促进血液循环，亦可因深呼吸而加强肺的排浊，所以有助于健康。若五脏气血通畅，自然可以避开千般疢难。

四、九九自振百骸强

养生操属于"术"之范畴，之所以在养生过程中具有重要地位，关键是它的可操作性、可说服性、可传承性、可推广性。而孙光荣自创的这套"九九自振"养生操，可使人从面部肌肉到全身骨骼肌肉，无不得到有效运动，故而称能使"百骸强"。华佗曾语："人体欲得劳动，但不当使极尔，动摇则谷气得消，血脉流通，病不得生，譬犹户枢不朽是也。"意即适当运动不过度，则有强身健体、延年益寿之功。此外，孙光荣之术养的关键就是坚持，只有日积月累，天长地久，方能水到渠成，自然奏效。

第六节　一日六漱是良方

歌诀　一日六漱是良方　晨起三餐与睡前
　　　　再加午间小睡后　刷牙漱口别嫌烦
　　　　清洁口腔防蛀牙　口气清新精神爽
　　　　有助保持好身材　诸多疾病亦可防

解读

一、一日六漱是良方，晨起三餐与睡前

口齿，是见证一个人生机旺盛的标志之一。《素问·上古天真论》论述："丈夫八岁，肾气盛，齿更发长……三八，肾气平均，筋骨劲强，故真牙生而长极……五八，肾气衰，发堕齿槁。"在传统医学里，齿是骨之余气所化，靠肾气的充养得以生长，龈护于齿，为胃津所滋润。而口为饮食通道，脏腑要冲，脾气之开窍。

古人讲养生防病，不欲渴而凿井。即使口腔溃疡，舌下生疮，风火牙疼等治疗药物备置再多，发病苦痛的还是自身，不如求得防病要法，不生病的自在。古方今方，牙膏牙粉漱口水，偏方秘方，均不若勤漱一方。

《礼记》中有"鸡初鸣，咸盥漱"的记载。古人不仅在早晨漱口，而且已注意到食后漱口。明代张景岳在《景岳全书》中指出："每于饭后必漱，则齿至老坚白不坏。"而宋人张杲的《医说》曾指出："世人奉养，往往倒

国医大师孙光荣论中医养生

置，早漱口不若将卧而漱，去齿间所积，牙亦坚固。"强调了睡前漱口的重要性。现代研究表明，口腔中最大的隐患是牙菌斑。牙菌斑是口腔常见感染性疾病如龋齿和慢性牙周病的始动因子，也是慢性牙龈炎的主要致病因素。牙菌斑一般会在被清除后的 1~6 小时内新生，所以我们应每天做到六漱，即晨起、三餐、睡前和午后。相信大部分人早上起床后都有刷牙的习惯，因为晚上睡觉后口腔封闭，空气不流通，又有很多分泌物，所以经过一宿，很多细菌会滋生，口腔内容易有异味，这时候刷牙不仅是清除口腔异味，更重要的是防止口腔内细菌随着早餐进入我们的肠胃，引发胃炎等疾病。再者，现在的牙膏大多含有薄荷等辛香发散的物质，在一定程度上能够升发人体的阳气，就像早上太阳慢慢地普照大地一样，人体的阳气也顺应着自然的规律开始升发，阳气正常地活动起来，人才会有活力。三餐后牙面、牙缝中会积聚食物的残渣，如果不及时清除，那些残渣就成了细菌繁殖最好的资源，而且如果吃了气味比较浓烈的食物，一张口就引起别人的不适感，想想也是不合时宜的。而夜晚睡眠时间长，口腔温度、湿度又适宜，简直就是细菌的温室，即使三餐和午后都刷过牙，也不能保证所有的细菌都能被清除，而且口腔与外界相通，空气中的一些灰尘、细菌也难免通过呼吸进入口腔，虽说不能完全清除，至少要尽量减少细菌的滋生。就像我们经常要洗澡，家里经常要打扫一样，要保持口腔卫生，孙光荣每天坚持刷牙 6 次，认为牙齿一定要清洁，不能留有异物，以腐蚀牙齿；强调晨起叩齿，长此以往，自然可见功效，使得牙齿坚固。

二、再加午间小睡后，刷牙漱口别嫌烦

现在大家一般早起与睡前刷牙都保持得比较好，但若想好好固护口齿，三餐后、午睡后的漱洗也是必须的，即使不能仔细刷牙，也要用水认真漱过，保持口腔洁净，这是随处可为之的简捷要法。

至于午后休息起来也需漱口，则是由于午餐我们一般吃得都比较丰盛，吃完后不久一般又都马上休息了。那这个时候口腔里的食物残渣还是很多的，即使午餐之后刷了牙，也不能保证所有的残渣都能被清除掉，而且人处在睡眠状态的时候，唾液分泌减缓，对口腔冲洗功能也下降，这个时候更容易滋生细菌，而且可能还会引发异味。午睡起来刷牙漱口的话，清新的味道还能让你头脑清醒，一身轻松地迎接美好的下午。

第五章 养生十诀

在没有种类繁多的漱口水和牙膏牙刷的古代，人们为了保持口腔卫生，用茶、酒、醋、盐漱口，甚至配制牙粉药膏、用马尾制作牙刷。而现如今条件如此方便，我们更加不应该忽视刷牙漱口的重要性，要做到勤刷牙，不嫌烦。

三、清洁口腔防蛀牙，口气清新精神爽

孙光荣主张口腔一旦有异味，需要及时去除异味。大部分人一生只有一副恒牙，牙齿损伤后是不能自我修复再生的。明代郭伟编《金丹全书》云："饮食之毒，积于牙缝，于当夜晚洗刷，则垢污尽去，齿自不坏。"隋代巢元方所著的《诸病源候论》中记载："食毕常漱口数过，不尔，使人病齲齿。"说明古人早就认识到口腔清洁对于减少口腔疾病的重要性了。从现代研究来说，口腔中的细菌会利用食物残渣大量繁殖，产生相应的酸性物质对我们的牙齿表面进行破坏，一些诸如蛀牙、齲齿等口腔疾病就随之而来了。而且食物残渣经过发酵分解还会产生异味，就是我们俗称的口气，不仅影响口腔健康，也影响到了我们正常的人际交往，所以我们要及时地刷牙来清除这些细菌。

中国自古就是礼仪之邦，对社交礼仪十分注重。孔平仲《孔氏谈苑》记载，唐代三省六部的长官去见皇帝，嘴里都要含上一枚丁香果，利用丁香果挥发出的丁香油来祛除口臭，以免给皇帝留下不好的印象。放在今天，你如果一张口就是满口的大黄牙加上难闻的口气，肯定会让对方觉得不舒服，第一印象不好，交往的质量也会大打折扣。常说细节决定成败，很多人往往只注重服饰、姿态，忽视了口腔这个看起来小，实则大的方面。再者，拥有一口整齐白净的牙齿和口气清新，人容易变得更加自信，更容易拥有清爽的精神状态，笑起来都会让人觉得更加灿烂。

四、有助保持好身材，诸多疾病亦可防

有研究表明，身材保持苗条的人更倾向于每顿饭后刷牙，而超重者有时一天多都不刷牙。注重口腔卫生的人一般更加注重自己的健康和形象，喜欢暴饮暴食的人不仅容易肥胖，而且对口腔卫生不是很重视，甚至有的人睡前吃完东西都没有刷牙的习惯，这显然是不健康的。漱口是一项与生活息息相关的项目，能避免诸多口腔疾病，减少不必要的医疗消费，除了牙齿的问

题，口腔黏膜、牙龈、舌、包括咽的有形的病变与无形的口气也能通过勤漱口得到有效防护与改善。

中医认为，肾"主骨生髓"，而"齿为骨之余"。意思就是说，牙齿的功能与肾脏的功能有着密切的联系。肾中精气充足，则"齿健发黑"。牙齿健康不仅是一个人身体健康的重要标志，同时也对全身健康有着重要影响。例如牙齿干燥，甚至齿如枯骨者，多为肾阴枯竭，属病重；牙齿松动，甚至脱落残缺，齿根外露者，多见于肾虚者或白叟；入睡中咬牙啮齿者，多因胃热、虫积或消化不良等等。古代有嚼杨枝的做法，相当于现在的漱口。《华严经》概括"嚼杨枝具十德"：一销宿食，二除痰病，三解众毒，四去齿垢，五发口香，六能明目，七泽润咽喉，八唇无皱裂，九增益声气，十食不爽味。而现代研究表明，口腔病灶的存在与某些系统性疾病关系密切，如细菌性心内膜炎、胃炎、慢性阻塞性肺疾病、类风湿关节炎、骨质疏松、早产及低体重新生儿。

所以，口腔防护问题是饮食问题的先锋，而勤漱口是口腔问题也是诸多疾病防护的坚盾。

附：

1. **古代护齿小摘之叩齿与漱津**　晋代道家葛洪在《抱朴子·杂应》中记载："清晨建齿三百过者，永不动摇。"宋代《道山清话》说："人之叩齿，将以收召神观，辟除外邪，其说出于道家者流，故修养之人多叩齿。"明代高濂《遵生八笺·却病延年笺》也说："齿之有疾，乃脾胃之火熏蒸。每清晨睡醒时，叩齿三十六遍，以舌搅牙龈之上，不论数遍，津液满口，方可咽下，每作三次乃止。及凡小解之时，闭口咬牙，解毕方开，永无齿疾。"并附诀曰："热极生齿不宁，清晨叩齿自惺惺。若教运用常无隔，还许他年老复钉。"

叩齿鼓漱的基本功法是：清晨起坐，闭目绝虑，舌抵上腭，调匀呼吸，然后上下牙齿对齐，叩齿二十四遍或三十六遍。从传统养生观点来看，叩齿结束后用舌头在口腔内搅动，先上后下，先内后外，搅动数次，可按摩齿龈，加速牙龈部的营养血供，然后可聚集唾液，分次吞咽。

2. **关于刷牙**　我们的每颗牙有五个面，即颊、舌、咬合及两个邻面，这五个面都能刷到很不容易，因此刷牙的方法和用具很重要。目前牙刷有细丝软毛刷、中毛刷和硬毛刷。它们各有优缺点，我们应该根据个人牙齿情况合理选择。牙刷使用前应先用温盐水浸泡 1～2 分钟，使刷毛变得柔软并起到杀菌的作用。使用后用水冲洗刷毛内部，并将水分尽量甩去，将牙刷头朝上放在漱口杯里，或者放在通风有日光的地方，使它干燥而杀菌。牙刷通常 1 个月更换 1 次，最长不能超过 3 个月。另外，一定要定期清洗漱口杯和牙刷。

目前，提倡较多的是"水平短距离颤动刷牙法"（即巴斯法）。这种刷牙方法可以让刷毛伸入龈沟与牙邻面，对准牙菌斑最易附着的区域，短距离水平颤动，便可有效清除牙菌斑。正确刷牙步骤应该是先刷牙齿外表面，将牙刷的刷毛与牙齿表面成 45° 角，斜放并轻压在牙齿和牙龈的交界处，轻轻做小圆弧状来回刷，上排的牙齿向下、下排的牙齿往上轻刷，注意轻刷牙龈，适当按摩可促进其血液循环。然后刷牙齿咬合面，注意平握牙刷，力度适中来回刷牙齿咬合面，分别深入清洁牙面及牙间缝隙，再刷牙齿内侧面，竖起牙刷，利用牙刷前端的动感刷毛轻柔地上下清洁牙齿内表面。最后轻刷舌头表面，由内向外轻轻去除食物残渣及细菌。

3. 注意事项

（1）掌握刷牙的力度：刷牙时很多人用劲过大，很容易造成牙龈出血。这样长时间会损害牙龈和牙齿，因此刷牙时要用力均匀一些，不能过猛。

（2）温水刷牙：牙膏中的氟化物和摩擦剂发挥作用的最佳温度为 37℃ 左右，刷牙时用温水最好。

（3）不要横着刷牙：大部分人们都采取横向刷牙法，这确实会磨损牙齿。正确的刷牙方式是顺着牙齿的缝隙竖着刷。轻刷舌头表面由内向外轻轻去除食物残渣及细菌。

第七节　合理膳食在三餐

歌诀　合理膳食在三餐　早饱午好晚少量
　　　　　最好过酉不进食　不饿无需再加餐
　　　　　三荤七素搭配好　隔夜饭菜不可尝
　　　　　油炸烧烤应少食　偏食禁食难健康

一、合理膳食在三餐，早饱午好晚少量

养生，与做人一般。如果说好的习惯是养生伊始，那么合理的膳食则是养生源泉。

早在汉唐时期，一日进食的次数已由两餐制推行至三餐制。"食哉惟时"出于《尚书》，即饮食的摄取宜定时进行。虽然饮食定时没有明确的记载，但现今世界上大多数国家的居民都是一日三餐，从生理角度，一日三餐是合理的。按照固定的时间有规律地进食，可以保证消化、吸收功能有节律地进行。而脾胃协调配合、有张有弛，饮食在体内才能有条不紊地被消化、吸收并输布于全身。

人体的阴阳气血在一日之内随昼夜变化而盛衰各有不同——白昼阳气旺盛，精力充沛，新陈代谢也旺盛，需要的营养供给较多，故饮食量宜大；夜晚阳衰阴盛，身体困倦，一般要安卧入寝，需要的营养供给较少，故饮食量略小。《老老恒言》云："《内经》曰：'日中而阳气隆，日西而阳气虚。'故早饭可饱，午后即宜食少，至晚更必空虚。"所以，自古以来就有"早饭宜好，中饭宜饱，晚饭宜少"的养生箴言。

从西医学的角度来看，早餐是一日三餐中最重要的一餐，是供给一上午体力劳动和脑力劳动的重要来源。因此，早餐在选择上要找易吸收、易消化的纤维质高的食物，在考虑早餐质量的同时亦要保证数量。午餐则重在质量，中午吃的饭里面的热量要占一天饭量所需总量的40%，才能保证下午的工作学习，但午餐要清淡一些，少吃高脂肪高热量的食物。而晚餐吃少，不意味让自己饿着，而是让摄入的热量少一点。通过实验观察，发现夜间食用碳水化合物易于储存，而早晨进食则易于分解。分析其原因，是因为体内糖异生与糖酵解两个生化过程各在一天的不同时间占优势，前者在夜间，后者在早晨。因此，晚饭宜少又能预防肥胖症的发生。故一日三餐中，"早饱午好晚少量"是科学的。

二、最好过酉不进食，不饿无需再加餐

酉时是指下午5时至下午7时正。过酉不进食，是指过了下午7时正，就不再吃东西。因为酉时足少阴肾经旺，有利于贮藏一日的脏腑之精华。

其实在《子午流注》中有提到酉时（17 点至 19 点）属肾经，戌时属心包经（19 点至 21 点），亥时属三焦经（21 点至 23 点），其中酉时肾藏精，纳华元气清。而戌时心包经旺盛，可以清除心脏周围的外邪，使心志安，故此时应收敛心神，培养元气；亥时三焦经当令，三焦与百脉相通，在此时入睡，就可以休养百脉而养阴，有利于子时阳气的升发。因此，酉时以后的戌时、亥时均不可再进食。

若不饿的话就不用再加餐，一天正常的三餐就好。宋代诗人释印肃《颂十玄谈·转位》就提到"镬汤炉炭吹教灭，一日三餐饱便歇"，意思就是一日三餐吃饱便不要再加餐了。现代的生活习惯很多人喜欢在晚上为自己加餐，如夜宵类。吃夜宵其实危害很大，不仅使本该休息的胃部不能正常得到休息，加重肠胃的负担，还会导致肥胖，身材变形。过度的肥胖，就有可能引起心脑疾病。《素问·痹论》有言："饮食自倍，肠胃乃伤。"指出饮食摄入过量，就会损伤胃肠道，导致疾病的发生。

三、三荤七素搭配好，隔夜饭菜不可尝

《备急千金要方》有云："素食强生，七分素三分荤益寿延年。"所谓"三荤七素"，是指在日常食谱中应遵循"三七"的搭配比例，即三分肉、七分素。膳食是健康的物质基础，合理膳食应以植物性食物为主，动物性食物为辅，约三分荤七分素即可。

《素问·脏气法时论》提到"五谷为养，五果为助，五畜为益，五菜为充，气味合而服之，以补益精气"，以现代科学的说法称为蛋白质的"互补作用"，意即要获得人体所必需的各种营养素，必须注意食品的合理搭配，切忌吃荤不吃素或吃素不吃荤。唐代百岁名医孙思邈在《备急千金要方》中说："食之不已为人作患，是故食最鲜肴务令简少。饮食当令节俭，若贪味伤多，老人肠胃皮薄，多则不消。"这里说的"鲜肴务令简少"，意思是说一定要少吃荤食，不要因贪鲜味而伤身体，特别是老年人和身体虚弱的人，消化吸收功能较弱，更应注意。当然，以素食为主并不是反对吃肉，而是提倡每天膳食以五谷、杂粮、豆类、薯类、蔬菜、水果、藻类等食物为主，兼吃荤食。

此外，孙光荣指出隔夜饭菜不可尝。因部分绿叶类蔬菜中含有较多的硝酸盐类，煮熟后如果放置时间过久，在细菌的分解作用下，硝酸盐便会还原

成亚硝酸盐。亚硝酸盐进入胃之后，在具备特定条件后会生成一种称为 NC（N-亚硝基化合物）的物质，它是诱发胃癌的危险因素之一。尤其是在天气热的时候，隔夜的饭菜受到细菌污染，会大量繁殖，很容易引发胃肠炎，食物中毒。另外，亚硝酸盐经加热后，毒性会增强，严重的还可导致食物中毒，甚至死亡。

四、油炸烧烤应少食，偏食禁食难健康

中医认为"高粱之变，足生大疔"，意即长期过食肥甘厚味等高热量食物，就会引起疔疮类病变。《灵枢·师传》云："食饮者，热无灼灼，寒无沧沧，寒温中适，故气将持，乃不致邪僻也。"意思是无论是吃的食物，还是喝的饮品，要做到不要太灼热，也不要过于寒凉，应该寒温适度，这样才能保持正气不受损伤，也不会导致病邪入侵。而油炸烧烤这一类的灼热食物，是绝对应当少食甚至不食的。

世界卫生组织曾公布了历时 3 年的研究结果，称吃烧烤等同吸烟的毒性，在烧烤过程中会产生一种叫"苯并芘"的致癌物质。如果经常食用，致癌物质会在体内蓄积，有诱发胃癌、肠癌的危险。不仅如此，许多高温加工制备的食物在经过煎、炸、烤等高温加工处理后，容易产生一种叫做丙烯酰胺的物质，这种具有神经毒性，可诱发癌症，而且随着加工温度的升高，其含量也增高。由联合国粮农组织和世界卫生组织组成的联合专家委员会就宣称含有致癌毒素——丙烯酰胺的食品会严重危害人体健康，并明确警告消费者，高温油炸食品中含有致癌物丙烯酰胺。同时油炸烧烤产品大多"外焦里嫩"的特点，里面部分并未充分加热，其"里嫩"可能导致感染寄生虫危险。

再者，孙光荣认为如若偏食禁食则难达健康。"味过于酸，肝气以津，脾气乃绝；味过于咸，大骨气劳，短肌，心气抑；味过于甘，心气喘满，色黑，肾气不衡；味过于苦，脾气不濡，胃气乃厚；味过于辛，筋脉沮弛，精神乃央。"意思就是五味偏嗜，都会导致相应的脏腑出现问题。而禁食是指一定时间内不进食的行为。在禁食的几小时内，人体通过饮食摄入的糖分消耗殆尽之后，便开始利用存储的糖原。但这类糖原并不会持续很久，一旦被耗尽，人体的代谢转化就会发生异常变化，转而利用蛋白质来产生糖分，为大脑和神经系统提供能量。这样一来会导致大量肌肉组织与脂肪分解并产生

酮类物质，导致体内水分大量流失甚至脱水以及肌肉组织分解，并且常常伴有疲乏无力、头晕目眩之类的症状。

第八节　善用双手自保健

歌诀　善用双手自保健　自按自摩保安康
　　　　十指梳头防脱发　双掌摩腹六腑安
　　　　搓热双掌再搓面　皱纹减少肤发光
　　　　提肛兜肾可壮阳　按摩涌泉体自强

解读

一、善用双手自保健，自按自摩保安康

自我保健并不难，其核心成分在乎一系列蕞尔之事中。

自我保健最简便的方法既不在于饮食，亦不在于调心，而在乎"导引"。若自己给他人按摩，那么对于他人就是"按摩"，因此，可得出一个概念，按摩是被动接受别人在自己身上施展的按摩手法。而"导引"则是自按自摩，以达到自我保健的目的。因此，双手是最方便的以期保健之工具，而"导引"则为最方便的自我保健之法。故用双手自我保健，再合适不过了。

人体之穴位，乃经络气血注于体表之部位。孙光荣认为通过双手进行自我按摩，可刺激不同经络之腧穴，激发经气，使得脏腑气机得以调和，从而达到养生保健之效。如长期进行"导引之术"，则可使得自身气血调畅，脏腑功能健运。如此，方可使得身体安康。下面介绍几种具体的双手自我保健的按摩小动作。

二、十指梳头防脱发，双掌摩腹六腑安

孙光荣主张应勤于梳洗，如果没有携带梳子，可以用十指代替，时常用手指做梳头状，对头部的经脉有很好的梳理作用。孙思邈《摄养枕中方·导引》曰："卧起，先以手内着厚帛，拭项中四面及耳后周匝，热温温如也，顺发摩顶良久。"此文所言，以告知人们一护发之法，即十指梳头，以期养护头发。其文所言具体之法为：起床时将手搓热，再以十指如梳子搬梳头。

如此，可保持秀发不易脱。头面为诸阳之会，长期梳头可刺激头面之阳经，从而使得头部之阳气更旺盛。《素问·生气通天论》云："阳者，卫外而为固也。"阳气有固摄血之功，而发为血之余，因此，阳气可固摄头发，以防其脱落。阳气一旦旺盛，其固摄作用益强，则发愈不易脱。

如今人们的物质生活越来越发达，所食肥甘厚腻之品亦越来越多。人之所食，常超越脾胃之承受能力，故多出现腑气不通或脾胃虚弱等问题。脾胃虚弱，则运化不利，运化不利则可能出现饮食积滞，饮食一旦积滞，则可能出现腑气不通，腑气不通则便秘，而邪气留连，更伤脾胃，使脾胃益虚……长期如此，身体如何得安康？故当利用"导引"之法以防此状况的发生。而最简便之导引法即"常摩腹"。

《备急千金要方·养性》云："饭后徐行，从容散步，勿趋勿疾，安然勿劳，以助食消；以手摩及腹左右推荡，徐徐往来，勿重勿深，不轻不慢，使胃脘之食自行运化。"这段话告诉了我们饭后的养生之法，其法曰：散步、摩腹。通过散步与摩腹，可使胃脘中的食物得以更快消化掉。

言及具体的摩腹方法，其实就是人们在吃饱时摸肚子的动作，但在做"摩腹"运动时，手当搓热，每次应顺时针摩 9～36 圈，且范围需从小到大。如此，可有健脾消食之功，亦可通便。六腑以通为用，以降为和，腑气通，则六腑安，故云"双掌摩腹六腑安"。

三、搓热双掌再搓面，皱纹减少肤发光

《素问·上古天真论》云："女子……五七，阳明脉衰，面始焦，发始堕。"即女子于 35 岁左右阳气便逐渐衰少，以致不能有充足的气血荣养面部，皮肤会慢慢变差，皱纹亦慢慢增多，出现"面焦"。虽说此为自然现象，但可通过"导引"之法使得面部阳气得以激发，气血得以充养面部肌肤，从而令面部皮肤衰老延缓，尽可能保持"青春状态"。此"导引"之法即孙真人所言之"面常洗"。何称"面常洗"呢？因其手法与洗面如出一辙，唯一的不同，当数此"洗面"不用水也不用毛巾了。此法只需将手搓热，然后在面上做洗脸时的手部动作即可。长此以往，可尽量延缓面部衰老速度，甚至可做到减少皱纹，使人容光焕发。这样做既方便，又省时，较之常往美容院跑，好上不少。

究其原因，头面部为诸阳之会，阳经皆上于面部，尤其是足阳明胃经，

多气多血，行于整个面部，面部主要靠三阳经的气血以滋养。故而孙光荣提出面部美容就要从三阳经着手，时常搓面，使得脸面微微发热，对面部皮肤气色有很好的调整作用。

四、提肛兜肾可壮阳，按摩涌泉体自强

言及"提肛"，不得不谈及一人，那就是清代有名的皇帝——乾隆。乾隆皇帝最得意的养生之法即"提肛运动"。为何赫赫有名的乾隆皇帝如此推崇此法？那是因为提肛运动能起到提升中气，使脏腑强壮的功效。许多老年人常大便失禁，究其因乃年老体弱，中气不足，固摄失职，故无法控制大便不自主排出。若能常行"提肛运动"，可有提升固脱之能，保老年控制大便排出。

至于"提肛运动"的基本做法，即吸气时将肛门紧收，憋气缩肛至无法忍受时，缓缓吐气，放松肛门，每日起床前与睡前各重复上述动作20~30次即可。

言及"兜肾"之法，则不得不提扶阳（此中"壮阳"乃大众所知，而大众口中之"壮阳"乃"扶阳"之实意，故于"养生十诀"中以"壮阳"名之）。此"兜肾"即"兜肾囊"，肾囊者，阴囊也，故"兜肾囊"即兜阴囊。而"兜肾"之法之要，在乎坐于平地或床上，将双手搓热，再将左手托住阴囊，而左手拇指轻按阴茎，再以右掌平贴于小腹部的阴毛处，然后左手稍用力上托阴囊，右手上摩至脐下，反复九九八十一次，再换手操作，亦反复八十一次即可。长期如此活动，其肾之阳可益增矣。

肾为先天之本，五脏六腑均依赖肾之阴阳工作协调，肾虚则百病丛生。从另一角度言之：肾强则体强，故强体必强肾。涌泉穴乃足少阴肾经之穴，位于脚掌前1/3处（卷足后足底前部的最凹陷处），若常按摩此穴，即可达补肾益精、强身健体之功，亦可疏肝明目，清喉定心，促进睡眠，增进食欲。肾强则先天强，先天强则脏腑均可强也。

第九节　稳健从容心身安

歌诀　衣饰言谈系养生　莫将小事视等闲

奇装异服遭歧义　装嫩卖萌易自伤
发声要练丹田气　声嘶力竭心肺殃
开言之前静三秒　稳健从容心身安

解读

一、衣饰言谈系养生，莫将小事视等闲

科学的、恰当的衣物饰品对人体的健康有好处，此称之为服饰养生，或曰"衣养"。对于服饰养生，孙光荣认为要顺其自然，以适宜、得体、喜欢为度。首先，服饰养生一定要注意时令季节。《老老恒言》云"其厚薄酌乎天时"，即穿衣配饰跟季节气候有密切关系，一定要根据季节特点，随着天气的变化及时进行调节。其次，服饰的选择尚须兼顾地域及民族风情。如我国的东南地区以湿为特点，衣着应选择通风透气，且吸湿力强的衣料做衣服。再次，服饰与疾病有相关性，不同的疾病对服饰的要求可能有差别。《素问·缪刺论》有"咳者温衣饮食"的论述，也就是说病咳嗽者穿衣要温暖，不食冷食。

言谈亦如此。言谈的方式方法以及内容都关乎养生，总的来说即言谈不可声嘶力竭，亦不可不思而言。因声嘶力竭耗肺气，不思而言则通过影响人的社会关系间接影响人的身体。

衣饰言谈都与养生息息相关，若将此事视为儿戏，安能保得长生？故切莫将衣饰言谈与养生视作等闲之事。

二、奇装异服遭歧义，装嫩卖萌易自伤

俗话说得好："佛靠金装，人靠衣装。"服饰可以说是人的第二层皮肤，服饰除却直接对健康的影响，对人的心理也有着比较重要的影响。着装要合时宜、合身份。诚如《素问·上古天真论》云："无恚嗔之心，行不欲离于世，被服章，举不欲观于俗，外不劳形于事，内无思想之患，以恬愉为务，以自得为功，形体不敝，精神不散，亦可以百数。"若穿着不合适，则自己不舒服，别人看了也会感觉奇怪。而此间不合适，其重点则在于"奇装异服"。所谓"奇"不但指服装怪异，亦指穿与自己年龄、身份不搭的衣服。一旦自身着装与外界环境不协调，则"不合"，"不合"则"不安"，"不安"则易病。

身着奇装异服，则易令人侧目，若人长期着怪异之装，他人往往对着怪装之人敬而远之。面对身边之人渐渐远离，自身情志多有异常。若异常情志常伴人身，则影响心神，心神一伤，其人必病。

装嫩卖萌之意，主要在于"装嫩"，"卖萌"为"装嫩"的常见形式。如老年人着装不像老年人，而学年轻人着装，亦学不符合年龄之言语以示自己年轻。与着奇装异服而人远之致情志不遂之理一样，装嫩卖萌自伤之理亦为人远之而致情志不遂也，故着装当求"合则安"。

三、发声要练丹田气，声嘶力竭心肺殇

人若说话总是声嘶力竭，则易致肺气不足，肺气不足则无法化生宗气，因而宗气衰少。宗气有行息道、主呼吸、贯心脉、行气血之能，宗气一旦衰少，则心肺皆伤。

《类经·经络类·人之四海》云："声由气发，气不足则语言轻怯，不能出声。"又《灵枢·海论》云："气海不足，则气少不足以言。"此"气海"即胸中，胸中为宗气汇聚之地，气海不足则难言。声嘶力竭往往耗伤肺气，肺气伤则宗气伤，故易发音困难。因此，说话时尽量不要过于大声，以免过度耗伤肺气以致语言难出。

若想大声说话，又不想过度耗伤肺气，则需要修炼"丹田之气"。《中国医学大词典》中，丹田即"男子之精室，女子之胞宫所在地，可为修炼内丹之地"，而精室与胞宫所藏之气即为"丹田之气"。若"丹田之气"修炼到位，则发声即可高亢而持久。这也是歌唱家们常强调修炼"丹田之气"的原因。

至于"丹田之气"如何修炼，即在吸气时将气沉入小腹，再徐徐吐气方可。这需要修炼者通过腹部肌肉蠕动，加之以意念引其吸入之气至小腹即可。

四、开言之前静三秒，稳健从容心身安

语言，是一门艺术，有诸多讲究。若说话说得好，则友人众；若说话说得不好，则友人寡。友人寡大都不利于人的心理健康，易引发心身疾病。说话之要，在乎"稳"而不在乎"快"。故而孙光荣主张在说话之前静思所欲之言，可大大降低发言错误率，自然而然可提高说话水平，亦可保持心态从容。

子曰："敏于事而慎于言。"又曰："君子欲讷于言而敏于行。"这两句话是有很深意味的，对于人之处世有极大帮助。若开言之前能静三秒，则可将语言逻辑理顺，将不当之语删除，将所言之事修饰，将发音之声定稳，如此，可以妙言表达其思想，获得众人的认可。如此，则情志无波，心益安，气和志达矣，再加之有执行力，亦可有更多友人结交之。

第十节　顺其自然保安康

歌诀

养生方法深且广　易懂易学精却难
各人禀赋不一样　养生应用细端详
适合之法要坚持　日久必有收获享
关键保有精气神　顺其自然保安康

解读

一、养生方法深且广，易懂易学精却难

前面说了如此多的养生之法，仅为养生方法中的冰山一角。

既然养生之法有万，但从古至今真正做好养生的人少之又少。为何这么多人养生，而做好养生的人这么少？那是因为养生之法虽多，但细细品味其中道理，却别有一番风味，且随着对某养生之法理解的深入，会发现其意味之深竟如无底之洞。虽养生之法深而广，但万法归宗，还是落到一个点上——"合则安"。只要把握"合"字，养生之方向绝对没问题。

虽养生之法众多，但想学会一两门养生之法却不难；虽学会一两门养生之法不难，理解其中基本道理也不难，但若欲精通并将一门养生法之功效发挥至最好，却是很不容易的。若想精通一门养生之法，需要长期坚持，并不断总结经验，方可成之，如此方可应"卖油翁"口中的话——"但手熟尔。"

二、各人禀赋不一样，养生应用细端详

《景岳全书·全忠录》云："以人之禀赋言，则先天强厚者多寿，先天薄弱者多夭；后天培养者，寿者更寿，后天斫削者，夭者更夭。"此言道出每

第五章　养生十诀

165

个人的先天禀赋虽有强弱，但后天的培养是不可或缺的。若先天禀赋强盛，但不知持满，不时御神，则有衰败之危。若先天禀赋不足，而不妄作劳，形与神俱，自可保得长生。

不同禀赋之人的养生方法不同。中医把人分为9种体质，分别为平和质、阴虚质、阳虚质、血瘀质、湿热质、痰湿质、气虚质、气郁质、特禀质。而不同体质养生之法不同，若不同体质之人均以统一的养生之法养生，则大谬矣。比如：阳虚质之人适合通过扶阳以养其身，而阴虚质之人则不可如此，若阴虚质之人以扶阳之法养生，则阴益亏，人益虚。

因此，在养生时，当仔细思考自身特质，以选择合适的养生法则。再者，在养生法则的基础上选择合适的养生方法也是很重要的，如此，才可使养生起到事半功倍之效。

有些体虚之人适合大补，有些人虽体虚，而不可大补，这就体现了养生法则虽一，而当以不同方法使不同情况的体虚之人达到恢复健康的目的。若有些人虚不受补，却以大补之品养之，不但没效，反而会使人身体状况变得更差。又如小儿乃纯阳之体，一般不可大用温阳之品，往往需适当益其阴。因此，当在养生法则之下细细端详养生方法的具体应用，以期高效养生。

三、适合之法要坚持，日久必有收获享

孙光荣认为，养生之德引领养生之道，养生之道主导养生之学，养生之学统领养生之法，养生之法指导养生之术。在寻找到适合自己的养生之术后，关键就是坚持。只有日积月累，天长地久，方能水到渠成，自然奏效。

许多人因觉身体不适而过用猛药以养生，然初可"立竿见影"，长此以往，药之偏性渐显，则人亦不舒。故养生之道非为矫枉过正，而当徐徐图之。一种好的养生之法，往往不可能有"立竿见影"之效，当须长期坚持，方可成就养生"大业"。

荀子在《劝学》中云："不积跬步，无以至千里；不积小流，无以成江海。"养生亦如此，若不长期坚持，则不可"至千里、成江海"。为何很多修为高深之人能长寿？大都因其坚持养生，而他们的养生方式往往藏在细节中。现在，许多老人每日坚持练习导引之术，其体虚者，多逐渐壮实，这是有目共睹的。孙光荣年逾古稀，而体健身强，那是因为孙光荣每日晨起都会花15分钟练习其自创之"九九自震操"。荀子又云："锲而不舍，金石可

镂。"放在养生中言之，亦为至理。选择一个合适的养生之法，不断坚持，日久必有大收获。

四、关键保有精气神，顺其自然保安康

"精气神"乃人身三宝，三者在人的生命中起到至关重要的作用，精充气足神旺，则人身体健康壮实，若精亏气少神衰，则脏腑功能必差，故养生之关键在乎"保有精气神"，而养生之法无外乎此。

《摄生三要》所言之三要即"聚精""养气""存神"。而又在《存神》篇中提出："聚精在于养气，养气在于存神。"故存神为养生之关键。但精气神相互依存，均为不可或缺之事物。又"精能生气，气能生神"，故欲存神者先养气，欲养气者先聚精，方可保有精气神。

而聚精之法，在于清心寡欲，心平气和，不妄作劳，戒酒慎味。若可成此四者，则精易聚，精聚则气得养，气得养则神可存。故可保之精气神。而养气之法亦有多种，可适当选用一些养气之法以使气更充，而得神益存。

顺其自然可保得安康。此中顺其自然不是对一切听之任之，万事求苟且，而为顺应天、地、人三才之变，发现自然、社会之规律，进而去顺应自然，以达养生之目的。而了解并掌握自然与社会的规律非一朝一夕之事，当细心观察，认真分析，理解真理，坚持实践，方可达养生之大道。